Die sanfte Massage für Ihr Baby

Sabine Böttger

Die sanfte Massage
für Ihr Baby

Damit sich
Ihr Kind
rundum
wohlfühlt

Urania

Inhalt

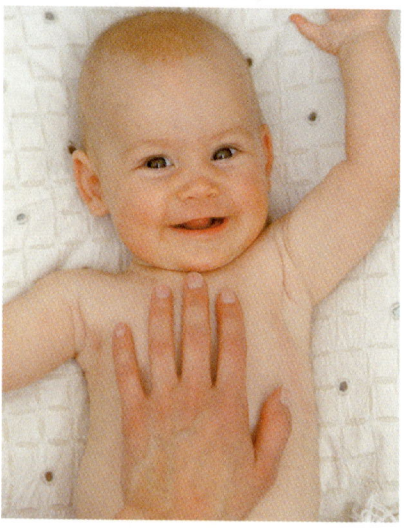

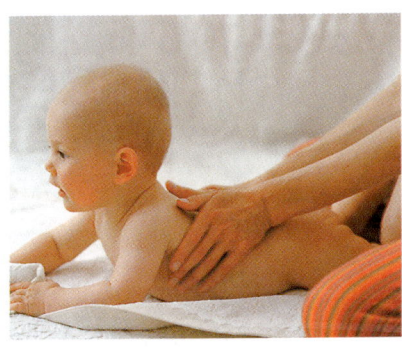

Einleitung

Nestwärme, das wissen wir alle, ist entscheidend für unser Lebensgefühl. Wer in Geborgenheit und Zärtlichkeit aufwächst, hat die Chance, im Erwachsenenalter ein ausgeglichener und seelisch stabiler Mensch zu werden – mit positiver Ausstrahlung auch auf andere. Menschen, die Nestwärme erfahren haben, wissen dies und können als Erwachsene ihrer Familie wiederum ein entsprechendes Zuhause schaffen. Wem ein glückliches Zuhause als Kind jedoch versagt geblieben ist, der sehnt sich als Erwachsener wahrscheinlich in seinem Innern ganz besonders danach und ist erst recht bemüht, seinem Nachwuchs Nestwärme zu vermitteln und auch Versäumtes für sich selbst nachzuholen.

Babymassage ist ein wesentlicher Teil der familiären Nestwärme.

Nestwärme schafft Geborgenheit

So richtet sich dieses Buch gleichermaßen an Mütter und Väter. Denn Babymassage ist ein wesentlicher Teil der familiären Nestwärme. Babys brauchen für ihr Gedeihen viel Liebe und Zärtlichkeit. Füttern und Sauberhalten ist das eine, Streicheleinheiten für die Seele das andere.

Wer Einblick in Familien hat, wo beides »stimmt«, wird rasch erkennen, daß Eltern und Kinder in glücklichem und engem Kontakt miteinander leben.

Enger Kontakt zwischen Mutter und Kind beginnt bereits in der Schwangerschaft. Denn ein Kind macht sich schon vor der Geburt recht breit im Leben der Mutter. Beide leben in einer Symbiose miteinander. Sie kennen sich sozusagen schon und sind miteinander vertraut, bevor das Kind geboren ist. Und deswegen wartet die Mutter nicht nur neun Monate voller Vorfreude auf ihr Kind, sondern hofft auch, daß es mit möglichst geringem Streß auf die Welt kommt. Ist das Baby dann da, ist die Freude bei den Eltern natürlich groß. Ob das Baby diese auch empfindet?

Denn obwohl sich die Eltern – und insbesondere natürlich die Mutter – auf die Geburt gründlich vorbereitet haben, und unabhängig davon, ob die Schwangere in einer Klinik oder zuhause ihr Kind zur Welt bringt, ob sie die normale Geburt oder die sanfte Geburt wählt – für das Kind ist die Geburt trotzdem ein großer Streß. Neun Monate lang hat es während

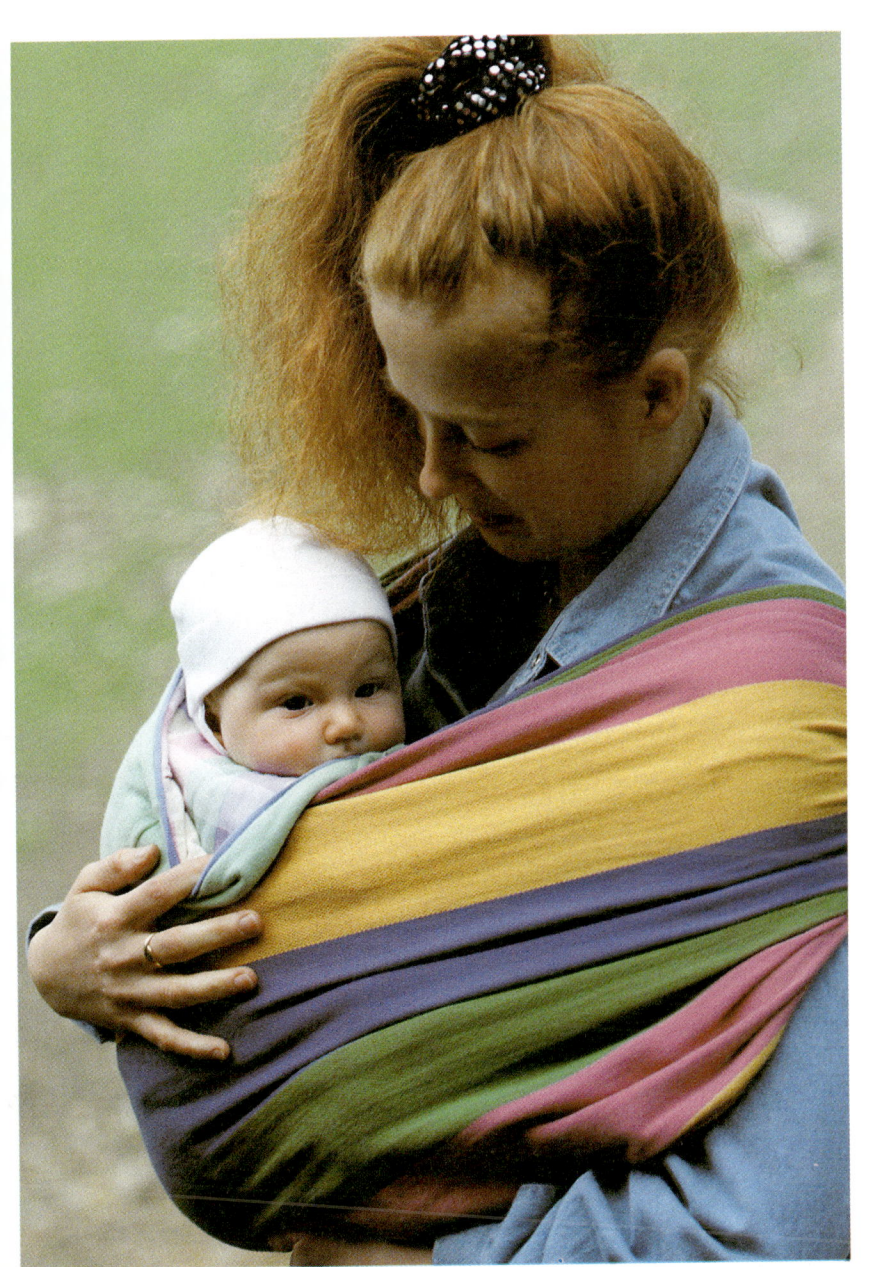

Insbesondere
Körperkontakt
vermittelt
dem Baby
Geborgenheit
und Sicherheit.

seiner Entwicklung wohlbehütet die »Nestwärme« im Bauch der Mutter erleben dürfen. Nun muß es das wohlvertraute Milieu verlassen und in eine unbekannte Welt eintreten, die es zunächst als kalt und fremd empfinden muß. Der Kontakt zur Mutter scheint gerissen.

Deswegen bemühen sich heute Geburtshelfer und Hebamme, dem Kind den Eintritt ins Leben so angenehm und ruhig zu bereiten, wie es nur möglich ist. Wenn alles bei der Geburt gut verläuft – was ja heute gottlob meistens der Fall ist –, wird das Baby nach seiner Geburt der Mutter denn auch gleich an die Brust gelegt. Auf diese Weise bleibt das Neugeborene in körperlicher Berührung mit der Mutter. Früher hat man das Neugeborene abgenabelt, gewaschen, untersucht und gewickelt und dann – auch um die Mutter nach den Anstrengungen zu schonen – ins Bettchen gelegt. Dieses stand oft nicht einmal im Zimmer der Mutter. Inzwischen hat die Geburtsmedizin begriffen, daß es für die Psyche des Neugeborenen extrem wichtig ist, die körperliche Wärme der Mutter ohne Unterbrechung auch nach der Geburt weiter zu verspüren.

Das Baby braucht Körperkontakt

Es ist also immens wichtig, daß die in den letzten Monaten gewohnte Nestwär-

me dem Neugeborenen ab seinem ersten Lebenstag weiterhin geboten wird. Säuglinge werden außerdem in den ersten Lebensmonaten durch äußere Eindrücke und viele andere Faktoren entscheidend in ihrem Verhalten und in ihrer gesundheitlichen wie seelischen Entwicklung beeinflußt. Das geht meistens nicht ohne Streß ab, so daß die zärtliche Zuwendung ab dem ersten Lebenstag für ein Baby auch eine grundlegende psychische »Nahrung« ist.

Zärtlichkeit spürt der neue Erdenbürger im Lächeln der Mutter oder des Vaters. Zärtlichkeit spürt das Neugeborene aber auch ganz intensiv durch Körperkontakt. Auf dem Bauch der Mutter liegend, hat das Neugeborene Hautkontakt und spürt nach dem Streß der Geburt die Geborgenheit, die Zuwendung – und die Berührung. Neben der Nahrungsaufnahme sind dies wesentliche Dinge, die zur seelischen und körperlichen Entwicklung beitragen und dem Kind durch die veränderten Lebensbedingungen nach der Geburt wieder zu dem ersehnten seelischen Gleichgewicht verhelfen.

Insbesondere Körperkontakt vermittelt dem Baby Geborgenheit und Sicherheit. Und diese benötigt das nach der Geburt noch unendlich zarte Geschöpf unbedingt für seine weitere Entwicklung. Streichelnde, schützende Hände der El-

Zärtliche Zuwendung ist ab dem ersten Lebenstag für ein Baby auch eine grundlegende psychische »Nahrung«.

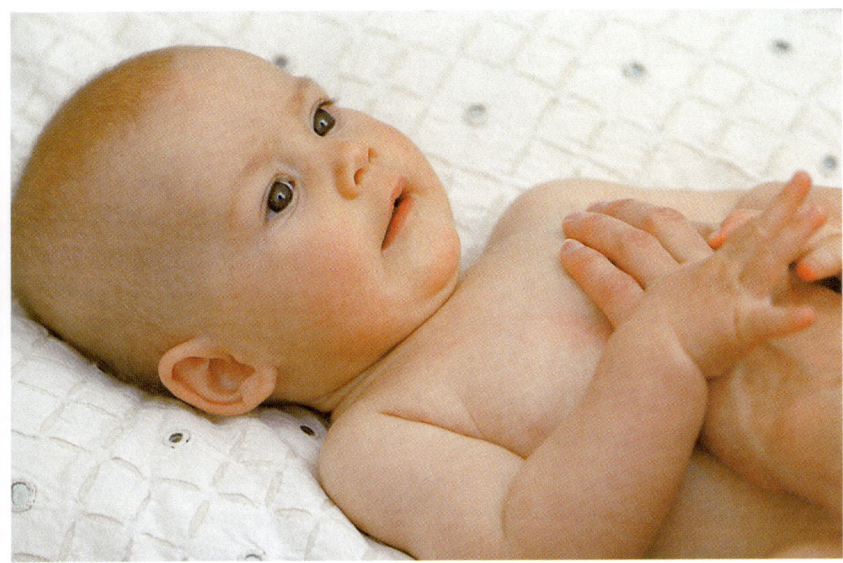

Streichelnde, schützende Hände der Eltern vermitteln dem Kind das Gefühl des Angenommenseins.

tern vermitteln dem Kind das Gefühl des Akzeptiertseins, des Angenommenseins.

Spätestens jetzt wird es den diese Zeilen lesenden Müttern und Vätern vielleicht deutlich, welche Bedeutung Babymassage hat und warum darüber eigens ein Buch geschrieben wurde.

Wer jetzt vom Sinn der Babymassage überzeugt ist und die Absicht hat, seinem Kind damit etwas Gutes zukommen zu lassen, wird sicher in dem Buch einige wertvolle Anregungen und Anleitungen finden. Es gibt heute mehrere Methoden, die auf den folgenden Seiten vorgestellt werden. Sie erfahren auch, wie sich die Babymassage entwickelt hat, und Sie können etwas über die Erfahrungen einiger Mütter lesen. Dennoch: Sehen Sie Babymassage nicht als Philosophie oder gar als Glaubensbekenntnis besonderer Art, sondern betrachten Sie es lediglich als Ritual zwischen sich und Ihrem Baby, das beiden Freude bereitet. Es ist damit kein Zwang für feste Zeiten verbunden, und auch nicht jedes Baby möchte massiert werden. Diese Erfahrung wird sicher die eine oder andere unter den Müttern ebenfalls machen. So will dieses Buch in erster Linie Kenntnisse vermitteln, die Ihnen Hilfe für die eigene Praxis mit der Babymassage bieten. Und es kann Ihnen helfen, den ungezwungenen und natürlichen Umgang mit ihrem Baby zu erhalten oder zu erlernen.

Was ist Babymassage?

Um es gleich vorweg zu sagen: Der Begriff Babymassage ist mit keinem Berufszweig verbunden, auch hat Babymassage keinerlei therapeutische Absichten im Sinne einer medizinischen Krankenmassage. Man kann daher auch nicht sagen, Babymassage hätte eine ganz bestimmte Wirkung. Wie bereits in der Einleitung erwähnt, sind es Streicheleinheiten für die Seele und den Körper des Babys. Und natürlich auch für die massierende Person selbst, sei es die Mutter, der Vater oder auch ein älteres Geschwisterchen. Im allgemeinen sind es ja – vor allem in den ersten Lebensmonaten des neuen Erdenbürgers – die Mütter, die mit dieser Art von Zärtlichkeit ihrem Kind etwas Gutes tun wollen. Massage ist eine der wunderbaren Möglichkeiten, den Grundstein für eine intensive Bindung und Freundschaft mit dem Baby zu legen.

Massage ist eine der wunderbaren Möglichkeiten, den Grundstein für eine intensive Bindung und Freundschaft mit dem Baby zu legen.

Wege zu Harmonie und Kommunikation

Vielen Eltern mag es zunächst unbegreiflich sein, daß sie ihr zartes und zerbrechliches Kind »massieren« sollen, da

das Wort Massage auch etwas dramatisch etwa mit »Durchwalken« verbunden wird. Doch genau das ist bei der Babymassage nicht gemeint. Gemeint ist vielmehr eine spezielle Form der Berührung des eigenen Kindes, und die kann man auch als Körperkommunikation bezeichnen. Und eine der möglichen Arten der körperlichen Kommunikation ist die Babymassage. Für das Neugeborene ist Körperkommunikation die erste Möglichkeit, sich auszudrücken und sich seiner Umwelt mitzuteilen – und für die Eltern ist sie die erste Form, sich dem neuen Erdenbürger zu nähern.

Ganz besonders in den ersten Monaten nach der Geburt bleibt das Kind intensiv körperorientiert. Eltern können ihrem Kind in dieser Zeit sehr viel durch Körperkontakte mitteilen. Berührungen ersetzen die sprachliche Kommunikation.

Kommunizieren durch Berühren

Liegt das Erlebnis der Geburt erst kurz zurück, ist die Massage für beide Beteiligte – Baby und Mutter – eine ausgezeichnete Hilfe, um den Geburtsstreß abzu-

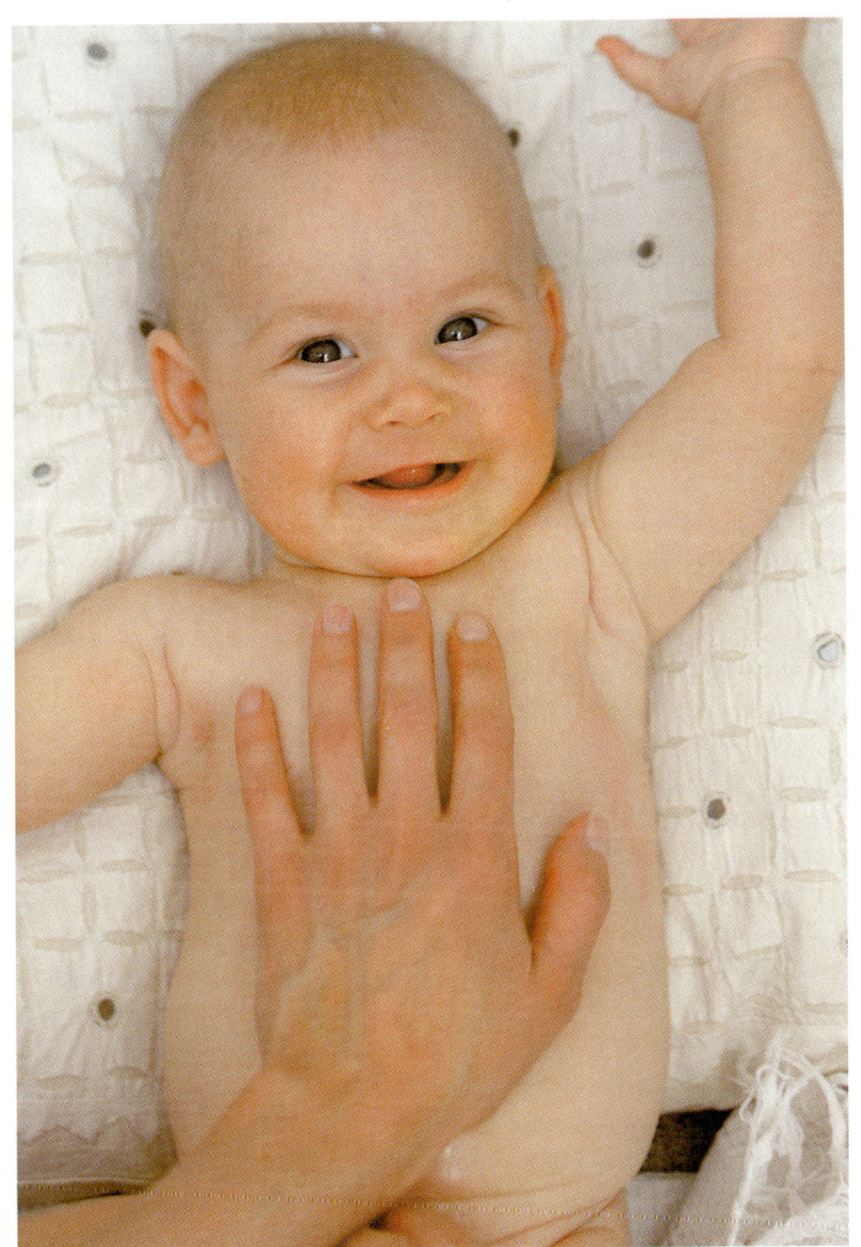

Eltern können
ihrem Kind
sehr viel durch
Körperkontakte
mitteilen.

bauen und beiden zur Entspannung zu verhelfen. Andererseits ist Babymassage auch ein wunderbares Mittel der Ansprache. Gefällt dem Baby das Berühren seines Körpers, das Streichen über seine Haut, dann wird es schon sehr bald diese Zuwendungen der Mutter verstehen und mit einem Lächeln danken. Die Massagegriffe, eingebunden in zärtliche Worte, gewinnen für das Baby mit der Zeit eine bestimmte Bedeutung. Eines Tages vielleicht macht es dann bei der Massage schon selber mit, dreht sich gar rechtzeitig zur Seite als Aufforderung an die Mutter, seinen Rücken zu massieren.

Sie werden irgendwann sicher die Streicheleinheiten von Ihrem Baby zurückbekommen, indem es versucht, Sie zu massieren. Ihr Baby lernt von Ihnen diese Sprache ohne Worte. Wenn es älter ist, können Sie vielleicht beobachten, daß Ihr Kleines seine Puppe oder seinen Teddy massiert.

Hat Ihr Baby einmal keine Lust, massiert zu werden, wird es dies durch unmutiges Kräuseln der Stirn oder gar Schreien oder Weinen zum Ausdruck bringen. Sie werden auf jeden Fall in irgendeiner Form eine Rückmeldung bekommen, ob die Massage als angenehm empfunden wird, ob sie gerade unerwünscht ist oder ob sie vielleicht sogar Beschwerden beseitigt hat.

Babymassage läßt sich auch als eine Art konstruktiver Liebkosung auffassen.

Zum Beispiel leiden ganz kleine Babys oft sehr stark unter Blähungen. Sie bemerken bereits, daß Babymassage wirklich eine Form der Kommunikation zwischen Mutter und Baby ist, die auch ohne große Worte funktioniert.

Babymassage ist also nicht etwas, was Eltern an ihrem Kind sozusagen vollziehen, sondern es ist ein gemeinsames Spielen, das den Kontakt zwischen Mutter und Kind herstellt. Mehr noch: Sie ist ein herrliches kommunikatives Spiel. Und je kleiner das Baby ist, um so intensiver wird es auf Babymassage ansprechen. Ihre große Stärke zeigt sich in der Berührung als Ausdruck der Liebe. So finden Mutter und Kind auf eine sanfte und natürliche Art zueinander.

Ausdruck von Liebe und Zärtlichkeit

Babymassage läßt sich auch als eine Art konstruktiver Liebkosung auffassen. Für den Körper ist dies die prägendste Zeit des ganzen Lebens, in der das Kind am empfänglichsten und anpassungsfähigsten ist. Wer es richtig macht, wird merken, daß das Baby begeistert ist.

Um durch Babymassage eine Harmonie zwischen einer Mutter und ihrem Baby herstellen zu können, muß die Mutter die Babymassage beherrschen. Sie darf nicht unsicher sein und die Griffe nicht zu

Bewußtheit und Intuition

Die wichtigen Elemente, die zur Entstehung der Mutter-Kind-Beziehung beitragen, sind:

- Blickkontakt (beim Stillen, Schmusen, Baden, Windeln und bei der – möglicherweise täglichen – Babymassage)
- Hautkontakt (durch Berührungen und Liebkosungen)
- Gehör (die zärtliche Stimme der Mutter beim Erzählen oder dem Singen eines Liedchens und die Reaktion des Babys darauf)

- Rhythmen bei der Kontaktaufnahme und Versorgung
- Tastsinn (bei zärtlichen Berührungen und Versuchen, Gesicht und Brust der Mutter zu tasten)
- Geruchssinn (vertrauter Körpergeruch der Eltern und Geschwister und der weiteren Umwelt des Babys)
- Festigung der Mutter-Kind-Bindung durch Babymassage

fest oder gar grob ausführen. Und keinesfalls darf das Ritual – und als solches muß man die Babymassage bezeichnen – von Hektik oder Nervosität geprägt sein. Daher ist es sinnvoll, daß sich jede Mutter vorher darüber informiert, wie sie Babymassage richtig durchführt und vielleicht erst einmal an sich selbst ein paar Massagegriffe übt.

Wenn sie dann beim Baby die Massage richtig macht, kann sie den Bogen vom sanften Streicheln bis zum kräftigen Rubbeln spannen und das Ganze so zum entzückenden Spiel für das Baby werden lassen.

Woher kommt Babymassage?

Die sanfte Kunst der Babymassage gehört zu den Traditionen der Babypflege, die über viele Generationen von Eltern an die Kinder weitergegeben werden. Überall auf der ganzen Welt werden Babys täglich und jede Minute liebkost, gestreichelt, im Arm herumgetragen oder massiert. Denn – mit wenigen Ausnahmen – spürt jede Mutter, wie groß das Bedürfnis ihres Babys nach Berührung ist. Je nach Sitte des Landes oder auch Lust und Laune der Eltern wird dieses liebevolle Ri-

Die sanfte Kunst der Babymassage gehört zu den Traditionen der Babypflege.

13

tual mit einem Liedchen oder Musikstück untermalt.

Die Entstehung der Babymassage läßt sich nicht exakt zurückverfolgen. Ihren Ursprung hat sie wahrscheinlich in Indien, von wo aus sie ihren Weg über Amerika nach Europa nahm. Indien ist das Land, in dem Babymassage eine lange und kontinuierliche Tradition hat. Jede indische Mutter massiert regelmäßig alle Familienmitglieder – und natürlich auch das Baby. Die Technik wird dort von Generation zu Generation weitergegeben. Menschen, die Indien bereist haben, haben berichtet, welch einen freundlichen und entspannten Eindruck indische Kinder machten

Der Ursprung der Baby-massage liegt wahrscheinlich in Indien.

und führten das unter anderem auf dieses schöne Ritual in der Familie zurück.

Die Wiederentdeckung lange vergessener Rituale

In Deutschland ist die Gepflogenheit, Babys zu massieren, wohl lange Zeit verschüttet gewesen und ist erst in den letzten Jahren wieder mehr und mehr im Kommen. Nicht zuletzt hat sicherlich auch Frédérick Leboyer mit seinem Buch »Sanfte Hände« dazu beigetragen, der die westliche Welt für diese uralte indische Methode des glücklichen Kontaktes zwischen Mutter und Kind wieder sensibilisiert hat. Doch auch in Rußland, Schwe-

---

Was bedeutet Babymassage?

- Wiederbelebung verschütteter Traditionen und Rituale zwischen Mutter und Kind
- Fortsetzung und Intensivierung der Mutter-Kind-Beziehung nach der Schwangerschaft
- Streicheleinheiten für Seele und Körper des Kindes
- Wege zu Harmonie und Kommunikation
- Entspannung und Anregung zugleich
- Ausdruck der Liebe
- Stärkung der geistigen Aufnahmebereitschaft
- Wohlbefinden und seelische Sicherheit
- Ausdruck von Zärtlichkeit zwischen Mutter und Kind bzw. Vater und Kind
- Stärkung der körperlichen Abwehrkräfte
- Anregung des Blutkreislaufes und der Atmung

den, Polen, Kanada war Babymassage früher durchaus üblich. In Amerika hat Eva Reich ihre Methode etabliert und diese zunächst insbesondere bei Frühgeborenen angewendet. Und die amerikanische Psychologin Ruth Rice hat über sehr positive Erfahrungen berichtet, wenn Babys möglichst von ihrem ersten Lebenstag an massiert werden.

Babymassage spielt eine wichtige Rolle zwischen Mutter und Kind

Daß bei uns die Babymassage wieder Einzug hält, ist ein hoffnungsvolles Zeichen. In letzter Zeit haben insbesondere junge Mütter erkannt, daß die Mehrfachbelastung von Haushalt, Kindererziehung und Beruf nicht nur Hektik und Streß bedeutet, sondern auch zu einer seelischen Verhärtung in den zwischenmenschlichen Beziehungen führt – auch in der engsten Familie.

Immer mehr Mütter nehmen sich deshalb wieder mehr Zeit für sich und ihr Kind, auch in dem Wissen, daß es für die Entwicklung des Kindes von immenser Bedeutung ist, wenn es liebevoll berührt

wird, wenn man es im Arm hin- und herwiegt, über das Köpfchen streicht und ihm zärtliche Worte zuflüstert oder auch ein kleines Liedchen singt.

Sie werden natürlich gleich die Frage stellen, warum der Begriff und auch die Durchführung der Babymassage eine so eigenständige und offenbar auch eine so wichtige Rolle zwischen Mutter und Kind spielen, wenn Babys auf der ganzen Welt sowieso liebkost werden. Die Frage ist berechtigt, weil Zuwendungen jeder Art für jedes Baby eigentlich eine Selbstverständlichkeit sein sollten.

Doch Babymassage ist mehr. Sie ist ein liebevolles Ritual, das dem Baby Geborgenheit und Sicherheit vermittelt und die Beziehungen zwischen Eltern und Kind vertieft. Im übrigen fördert man damit nicht nur die Entwicklung des Babys. Mütter berichten, daß sie auf diese Weise nicht nur zu seelischer Entspannung, sondern auch zu innerer Ausgeglichenheit und Ruhe gelangten. Sie haben wieder zu sich selbst gefunden. Somit kann Babymassage in guten und harmonischen Zeiten ebensoviel Gutes bewirken wie auch in schweren, problematischen.

Babymassage ist ein liebevolles Ritual, das dem Baby Geborgenheit und Sicherheit vermittelt.

Warum Babymassage?

*Berührt, gestreichelt und massiert zu werden,
das ist Nahrung für das Kind.
Nahrung, die genauso wichtig ist wie Mineralstoffe,
Vitamine und Proteine*

Frédérick Leboyer

Bei berufstätigen Müttern kommt der intensive Kontakt zum Kind häufig zu kurz.

Diese Zeilen von Frédérick Leboyer beantworten eigentlich schon das Warum. In der immer wieder zitierten »guten alten Zeit«, als Urgroßeltern, Großeltern, Eltern und Kinder noch unter ein und demselben Dach wohnten, da wuchs ein neuer Erdenbürger unter vielen Menschen auf, von denen immer einer für zärtliche Zuwendungen für das Kleine Zeit hatte. So fühlte sich in den Großfamilien ein Baby durch das Klima und die Stimmung im Hause schon von vornherein geborgen, auch dann, wenn sich gerade niemand direkt mit ihm beschäftigte. Im Körbchen zu liegen, von vertrauten Stimmen umgeben zu sein, bedeutete schon ein Gefühl von Zugehörigkeit und Wärme und liebevollen Kontakt zu jedem einzelnen in der Familie und somit ganz selbstverständlich auch das Gefühl der Geborgenheit.

Unsere moderne Zeit hat vieles in dieser Hinsicht verändert. Nicht selten ist die Mutter alleinerziehend oder muß zum Familienunterhalt beitragen. Eine solche Mutter ist dann gezwungen, ihr Kind tagsüber Fremden anzuvertrauen und hat dadurch nur wenig Zeit für ihr Kind. Ihre knapp bemessene Zeit wird für alltägliche Dinge verbraucht, und ihr Bedürfnis nach intensivem Kontakt zu ihrem Kind kommt zwangsläufig zu kurz. Häufig werden solche Situationen auch noch von massiven Sorgen begleitet. Umgekehrt braucht aber das Baby die intensive mütterliche Wärme ganz besonders, soll es zufrieden und glücklich aufwachsen.

In einer kinderreichen Familie mag die Zeit für das Baby unter Umständen – zwar aus anderen Gründen – ebenfalls knapp bemessen sein. Denn auch die Größeren möchten auf Zuwendung ihrer Eltern

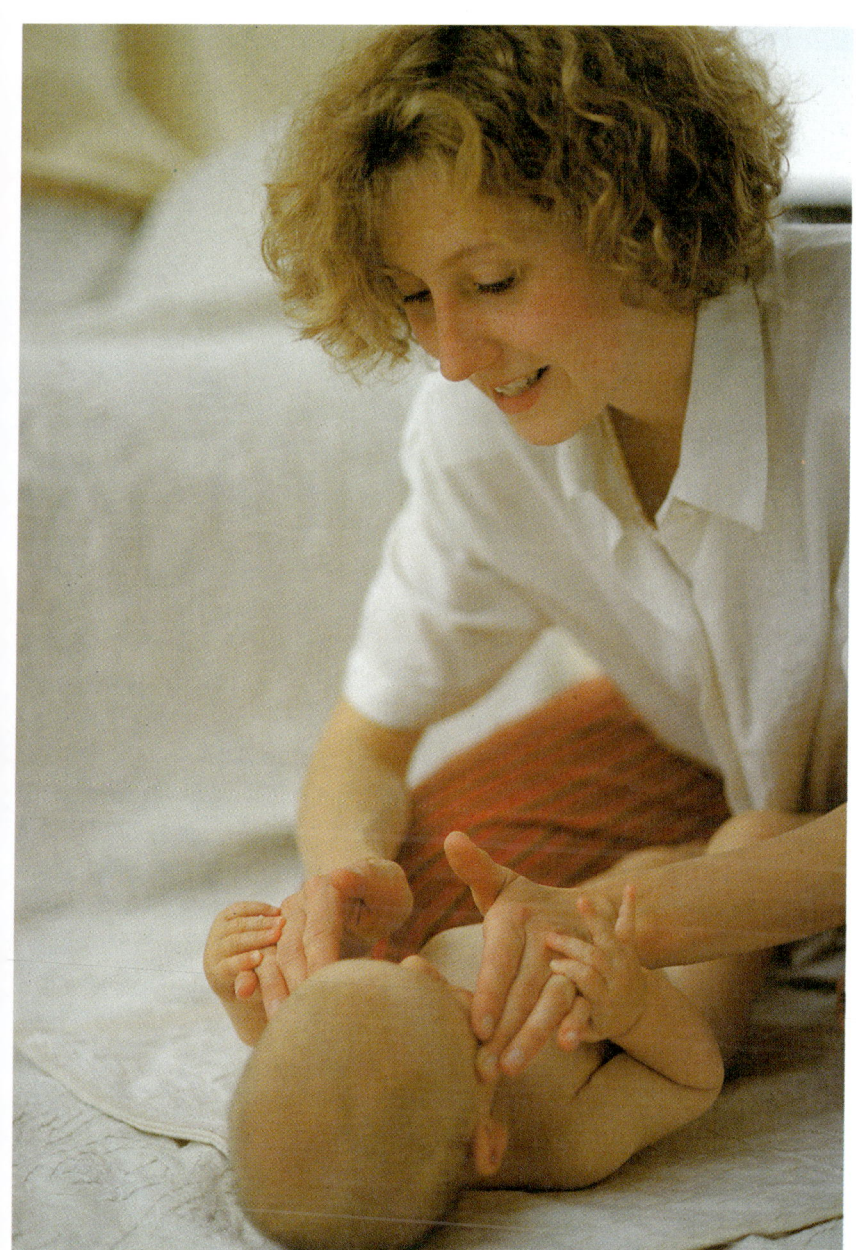

Massage
verstärkt
die positive
Mutter-Kind-
Beziehung.

nicht verzichten. Auch wenn ältere Geschwister sich sehr viel um das »Küken« kümmern, die elterliche Zuwendung können sie nicht ersetzen. Ein zärtliches Tête-à-tête bei der Babymassage ist dann für Baby und Mutter äußerst wohltuend.

Übrigens: In einer kinderreichen Familie können sich auch die Geschwister gegenseitig massieren und auch die größeren Geschwister das Baby. Es wird sich bestimmt auch über solche Zärtlichkeiten von Schwester oder Bruder freuen, was sehr förderlich für ein harmonisches Familienleben ist.

Abschalten vom Alltag

Wie schon erwähnt, bedeutet die Babymassage nicht nur viel für das Baby, sondern auch der Mutter bringt sie ein Abschalten vom Alltag und damit eine wohltuende Entspannung, und das spürt das Baby. Diese gegenseitigen Zuwendungen sind also gleichermaßen entspannend für Baby und Mutter. Und alles, was nicht nur dem Leib, sondern der Seele wohltut, sollte so oft wie möglich gepflegt werden.

Berührung und Massage haben also vielfältige Auswirkungen auf das Baby und sogar auf die ganze Familie. Sie verstärken einerseits in erheblichem Maße die positive Mutter-Kind- sowie Vater-Kind-Beziehung, geben Sicherheit, Ausgeglichenheit und Wohlbehagen. Regelmäßige Massagen machen die Babys aufnahmefähiger und weniger ängstlich.

Auch die Gesundheit profitiert davon

Wenn man einem Menschen etwas Gutes tut, dann hat dies im weitesten Sinn auch Auswirkungen auf die Gesundheit. Die meisten Menschen wissen, wie wichtig für ihre Gesundheit und für ihre Aktivität und Vitalität es ist, körperlich entspannt und aktiv zu sein. Dieses Wohlgefühl erreichen Erwachsene durch Entspannungsübungen in Form von Yoga und autogenem Training – und auch durch Massagen. Jeder, der schon einmal unter Rückenschmerzen oder Verspannungen gelitten hat, weiß den wohltuenden Effekt von Massagen zu schätzen.

Ähnlich geht es dem Baby, wenn es massiert wird. Doch während der Erwachsene wegen seiner Beschwerden meistens an einer bestimmten Stelle massiert wird, ist dies beim Baby anders. Babymassage ist etwas Ganzheitliches, das seelischen und körperlichen Leiden vorbeugen soll. Pragmatisch ausgedrückt, bedeutet Babymassage ganz einfach, daß man dem Kind durch Streichen über den Körper, durch bestimmte Griffe, durch kreisende Bewegungen auf der Haut so-

Wenn man einem Menschen etwas Gutes tut, dann hat dies im weitesten Sinn auch Auswirkungen auf die Gesundheit.

wie durch sanften Druck auf die Muskulatur körperliche Entspannung, aber auch Anregung vermittelt.

Das Baby wird zwar nicht aufgrund von Verspannungen im Nacken massiert, doch es fühlt sich durch die Massage entspannt, wohlig und fröhlich. Die Vorteile der Babymassage beschränken sich also nicht ausschließlich auf das seelische Wohlbefinden, sondern schließen auch die gesundheitlichen Aspekte mit ein. Denn auch Blutzirkulation und Atmung werden angeregt, die Muskulatur entspannt sich. Außerdem hat die Massage auch noch positive Auswirkungen auf die Verdauungsorgane, vor allem auf den Darm. Es ist auch anzunehmen, daß der Abwehrmechanismus gegen Krankheiten gestärkt wird.

Entspannung und Anregung in gleicher Weise

Daß Massage die Blutzirkulation beschleunigt, ist allgemein bekannt. Dadurch werden die Haut und das darunterliegende Gewebe angeregt, die Haut des Babys bleibt geschmeidig, glatt und rosig. Bei Babys mit etwas rauher, trockener Haut werden der Haut durch die Massage mehr Nährstoffe über die Blutgefäße zugeführt. Beim Erwachsenen lassen sich durch intensive Massage auch Schlacken abtragen und vorhandene Ödeme auflösen. Beim Baby kann die Massage sie von vornherein verhindern.

Neun Monate lag das Baby »zusammengerollt« in seiner Hülle im Bauch der Mutter. Aus unserer Sicht eine lange Zeit in ein und derselben Haltung. Ob das auch eine lange Zeit für das noch Ungeborene ist, wissen wir nicht. Fest steht jedenfalls, daß Babys noch eine gewisse Zeit nach ihrer Geburt besonders die Ärmchen »krampfhaft« dicht am Körper und die Fäustchen geballt halten. Die so typischen gekrümmten Ärmchen und Beinchen finden die Erwachsenen zwar sehr niedlich, das Baby fühlt sich aber vielleicht durch damit verbundene Verspannungen unwohl. Dies gilt im übrigen auch für das Köpfchen und den Rücken, auf die sich die Verspannungen übertragen. Massage kann hier sehr wohl dazu beitragen, die Anspannungen der neunmonatigen Haltung zu lösen und die Glieder dauerhaft zu entspannen.

Gerade in den ersten Wochen und Monaten ihres Lebens leiden Babys häufig unter Blähungen. Eine der Ursachen dafür ist das Verschlucken von Luft beim Trinken. Die Massage des Bauches, die ja in das Babymassageprogramm gehört, ist ein hilfreiches und wirksames Mittel, den Blähungen entgegenzuwirken. Denn dadurch entweichen Luft und Gase, die Blähungen lassen nach, und das Baby

Durch Massage werden die Haut und das darunterliegende Gewebe angeregt.

kann seinen Stuhl ohne Beschwerden in die Windeln entleeren.

Des weiteren hat die Babymassage auch Wirkungen auf die Atmung. Bestimmte Dehnübungen tragen dazu bei, Verspannungen zu lösen, die indirekt auch auf die Atmung Auswirkungen haben, das heißt, das Baby atmet ruhiger, freier und damit regelmäßiger. Und wie wichtig eine gleichmäßige Atmung für die Gesundheit ist, wissen wir ja alle.

Wohlbefinden für das Baby

All diese Auswirkungen auf das körperliche Wohlbefinden haben natürlich zur Folge, daß das Baby auch besser schläft. Denn gerade Blähungen oder gar richtige Bauchschmerzen, Verspannungen und Beklemmungen beim Atmen machen einen Menschen unruhig und lassen ihn auch unruhig schlafen. Deswegen sollten gerade unruhige Babys von der Mutter öfter massiert werden, damit sie besser schlafen.

Außerdem wird Ihr Kind durch die Massage schon frühzeitig für körperliche Berührung sensibilisiert. Einige Leserinnen und Leser werden sich jetzt vielleicht fragen, wozu das notwendig ist. Doch das Verständnis für den eigenen Körper, das Sich-Bewußtwerden eigener Empfindungen, Empfindlichkeiten und Reaktionen kann nicht früh genug erlernt werden.

Durch Massage wird Ihr Kind schon frühzeitig für körperliche Berührung sensibilisiert.

Warnsignale, die auf den Beginn einer Krankheit hinweisen, nimmt man viel besser wahr, wenn man sich und seinen Körper kennt. Sie ermöglichen es, rechtzeitig zum Arzt zu gehen, Schlimmeres zu verhüten oder ganz einfach auch krankmachende Verhaltensweisen zu ändern. Also gibt man dem Baby durch das Bewußtmachen seiner körpereigenen Empfindungen eine wesentliche Hilfe für sein späteres Leben.

Für welches Alter ist Babymassage geeignet?

Sanfte Massage ist dem Neugeborenen noch vom Mutterleib her vertraut. Schließlich wurde es auch im Mutterleib ständig von allen Seiten berührt. Deswegen kann mit der Babymassage eigentlich gleich beim Neugeborenen begonnen werden. Babys, die regelmäßig gestreichelt und massiert werden, sind aufmerksamer und neugieriger, und sie werden mit dem Streß besser fertig. Eltern umgekehrt lernen, in diesem Umgang mit ihrem Baby dessen Körpersignale besser zu verstehen.

Die amerikanische Psychologin Ruth Rice hat in ihren Untersuchungen zum Beispiel herausgefunden, daß Babys, die vom ersten Lebenstag an massiert wurden, später als Kinder ihre Muskeln besser koordinieren, daß sie mit Streß in ihrem Leben besser fertig werden und daß sie ausgeglichener und freundlicher sind. Auch der amerikanische Arzt Ashley Montagu weist in seinem Buch »Körperkontakt« darauf hin, wie wichtig speziell die frühe Berührung für die menschliche Entwicklung ist.

Bereits im Mutterleib wurde das Kind während seines Wachstums sanft oder auch kräftig stimuliert, wenn es mit seinem Rücken, seinen Ärmchen und Beinchen an die Gebärmutterwand gedrückt wurde. In all den Monaten seines Werdens war das Baby im Mutterleib umgeben von einer schützenden Hülle, in der es sich geborgen fühlen konnte. Sanft wurde es durch den Atemrhythmus der Mutter hin- und hergewiegt, schwebte im Fruchtwasser, berührte die weichen Grenzen seiner Umhüllung und spürte den Herzschlag der Mutter. Es war vertraut mit den unterschiedlichsten Geräuschen des Darmes, des pulsierenden Blutes und auch der Stimmen und Musik, die

Durch das Bewußtmachen seiner körpereigenen Empfindung gibt man dem Baby eine wesentliche Hilfe für sein späteres Leben.

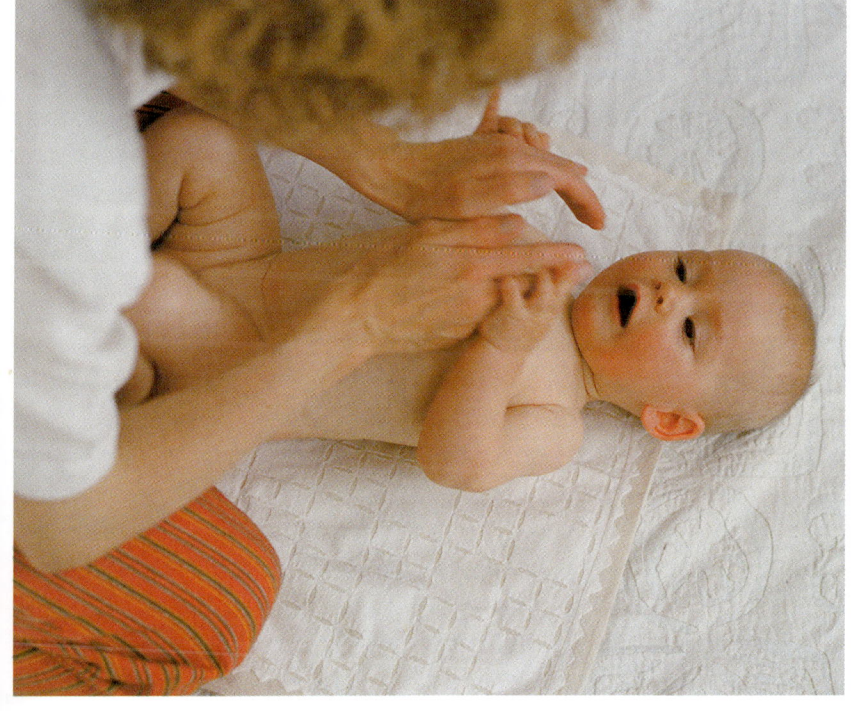

von außen durch die Bauchwand zu ihm drangen.

Abgenabelt von der Mutter – ein Bruch mit der vertrauten Umgebung

Nach neun Monaten muß das Kind sein wohlbehütetes und geschütztes Domizil im Bauch der Mutter verlassen. Die Geburt selbst ist für jedes Neugeborene ein Vorgang, der mit viel Streß verbunden ist. Von der Mutter entbunden, ist für das Kind plötzlich alles anders, der Kontakt scheint zunächst unterbrochen, die ständige Versorgung durch die Nabelschnur ist aufgehoben. »Und da macht sich das Gefühl von Hunger breit und dazu gehört auch der Hunger nach Berührung«, sagt Leboyer. Deswegen sind das Tragen und häufige Berühren des Kindes direkt nach der Geburt sehr wichtig.

Ein Neugeborenes ist ein äußerst sensibles Geschöpf, das von der ersten Minute seines Lebens emotional und körperlich auf alle Außenreize, Gefühle oder Reaktionen in seiner Umwelt reagiert – natürlich auch auf Negatives. Das zarte Wesen kann sich gegen die Negativeinflüsse noch nicht wehren und ist daher besonders auf schützende Liebe angewiesen, um leben zu können.

Je früher sich also ein von zärtlicher Berührung und Zuwendung geprägter

Ein Neugeborenes ist auf schützende Liebe angewiesen, um leben zu können.

Kontakt zwischen Mutter und Kind aufbaut, um so positiver wirkt sich das auf die weitere Entwicklung des Kindes aus. Es ist aber besonders darauf zu achten, daß sich unmittelbar nach der Geburt die im Mutterleib bestandene Bindung und Verständigung zwischen Mutter und Kind fortsetzt.

Babymassage könnte daher im Grunde vom Tag der Geburt an erfolgen. In Südindien, wo diese Kunst ihren Ursprung hat, sagt man allerdings, daß man mit der Massage beginnen soll, sobald das Baby einen Monat alt ist. Das mag eigentlich jede Mutter für sich selbst entscheiden, denn es kommt auch viel auf ihre eigene Persönlichkeit an. Manche Mütter scheuen sich anfangs, ihr zartes Kindchen in dieser Weise anzufassen, sind sogar noch unsicher, wenn sie ihr Baby herumtragen oder wickeln sollen.

Doch das ist meistens die Ausnahme. Eher sind es manche Situationen oder Umstände, die dem Wunsch, das Kind sofort nach seiner Geburt zu massieren, im Wege stehen.

In der Einleitung wurde davon gesprochen, aus der Babymassage keine Philosophie zu entwickeln. Hier ist ein Beispiel dafür, daß Babymassage eigentlich etwas ganz Selbstverständliches sein sollte und ist: Jede Mutter wird in ihrem jungen Glück ihr Baby gleich nach der Geburt streicheln – und massiert es damit instinktiv bereits. Es ist der Auftakt zum späteren Vergnügen der Massage.

Keine Angst vor der Massage, das Baby sehnt sich danach

Um Ängstlichkeiten und Unsicherheiten gar nicht erst aufkommen zu lassen, ist generell zu empfehlen, mit der Babymassage zu beginnen, wenn das Kind vier oder fünf Wochen alt ist. Die Eltern haben sich dann bereits daran gewöhnt, ihr Baby nicht mehr ängstlich mit »Glacéhandschuhen« anzufassen. Sie haben gelernt, daß es trotz seiner zarten Statur nicht zerbrechlich ist und daß sie ihm durch die massierenden Streicheleinheiten sicherlich nicht schaden werden. Das bedeutet, daß die Eltern nun ohne Hemmungen frei und ungezwungen mit ihrem Säugling umgehen können. Und das wirkt sich dann auch prompt positiv auf das Kind aus. Denn es hat keinen Zweck, ängstlich und verkrampft mit Babymassage zu beginnen. Das führt nur zu falschen oder ungeschickten Handgriffen, die das Baby sofort spürt. Es akzeptiert die Massage nicht – und fängt an zu weinen. Unter Umständen ist der Weg für eine spätere Massage dann für immer verbaut. Deswegen sollten Eltern, die direkt nach der Geburt nicht mit der notwendigen Natürlichkeit an die Massage herangehen können, damit erst später beginnen, wenn sie sicherer im Umgang mit ihrem Baby sind.

Nach oben hin sind der Massage altersmäßig natürlich keine Grenzen gesetzt, Sie können sie so lange durchführen, wie Sie möchten.

Wenn das Baby lebhafter wird

Meistens setzen Babys mit etwa einem halben Jahr selbst ein vorübergehendes Limit für dieses Ritual. Bis zu diesem Alter halten sie meistens noch ruhig und genießen die Massage hingebungsvoll. Mit zunehmendem Alter werden viele Babys – vor allem die lebhaften – ungeduldiger. Sie möchten sich dann nur noch drehen und wenden, entwickeln andere, teils sehr lebhafte Interessen und beginnen, auf Entdeckungsreisen zu gehen. Das kann oft vorübergehend das Ende der zärtlichen Zweisamkeit in dieser Form bedeuten. Vorübergehend deswegen, weil sich das Kind später, wenn es ein, zwei Jahre älter ist, vielleicht wieder gern massieren läßt und dann ganz besonders still hält, damit die Mama nicht so schnell wieder aufhört. Also Babymassage ist nicht auf die ersten sechs Monate des jungen Lebens beschränkt. Sie hat für jedes Alter des Babys einen anderen Stellenwert und sollte ensprechend variiert werden.

Generell sollte man mit der Babymassage beginnen, wenn das Kind vier oder fünf Wochen alt ist.

23

Woran merkt man, daß dem Baby die Massage gefällt?

Bei einer guten Mutter-Kind-Beziehung – und die setze ich bei Müttern, die Babymassage anwenden, voraus – merkt es die Mama, ob die Massage gefällt. Die meisten Babys haben ganz offensichtlich eine Freude daran und genießen es regelrecht.

Der Blick des Babys ist oft fröhlich, manchmal auch mit einem fröhlichen Gequäke oder Jauchzen zur Mutter verbunden. Meistens halten die Babys ganz still und nehmen hingebungsvoll die labenden Berührungen entgegen.

Babys im Alter von 6 bis 8 Wochen lächeln die Mutter an, wenn ihnen die Massage gefällt. Später lachen sie regelrecht vor Freude über diese schöne körperliche Zuwendung und machen oft aktiv mit. Dann wird die Massage zu einem fröhlichen Spiel, das für Mutter und Baby mit viel Spaß verbunden ist.

Es ist aber auch an anderen Dingen zu spüren, ob dem Baby die Massage wohltut. Oft sind auch die Kleinen gestreßt. Und wenn sie dann etwas verkrampft mit ihren Ärmchen daliegen und durch die Massage eine Entspannung durch den Körper geht, spürt das natürlich auch die Mutter.

In Streß-Situationen sollten Sie das Massieren lieber auf einen anderen, besseren Zeitpunkt verschieben.

Zeichen, wenn das Baby nicht massiert werden will

Gefällt dem Baby die Massage nicht, wird es deutlich protestieren. Meistens schreit es dann. Ist es schon etwas älter, wehrt es vielleicht mit seinen Händchen und Füßchen die Bewegungen der massierenden Hände ab.

Aber warum wehrt sich das Baby manchmal gegen die Massage? Probleme gibt es vor allem dann, wenn die Mutter selbst »nicht gut drauf« ist, wenn sie gestreßt ist, vielleicht zu nervös, sich nicht ganz gesund fühlt oder häuslichen oder beruflichen Ärger hat. In solchen Situationen kann die Mutter nicht genügend von ihrer Liebe und Kraft auf das Kind überströmen lassen.

Wer sich nicht ausreichend Zeit für die liebkosenden Massagen nimmt, muß sich nicht wundern, wenn die Massage nicht akzeptiert wird. Wer kennt es nicht, daß zum Beispiel die Nervosität eines Menschen auf einen anderen übergreifen kann. In Streß-Situationen sollten Sie das Massieren lieber auf einen anderen, besseren Zeitpunkt verschieben. Mit der Einstellung von manchen Müttern, zwischen Kochen und Füttern schnell mal das Baby massieren, kommt man sicher nicht sehr weit.

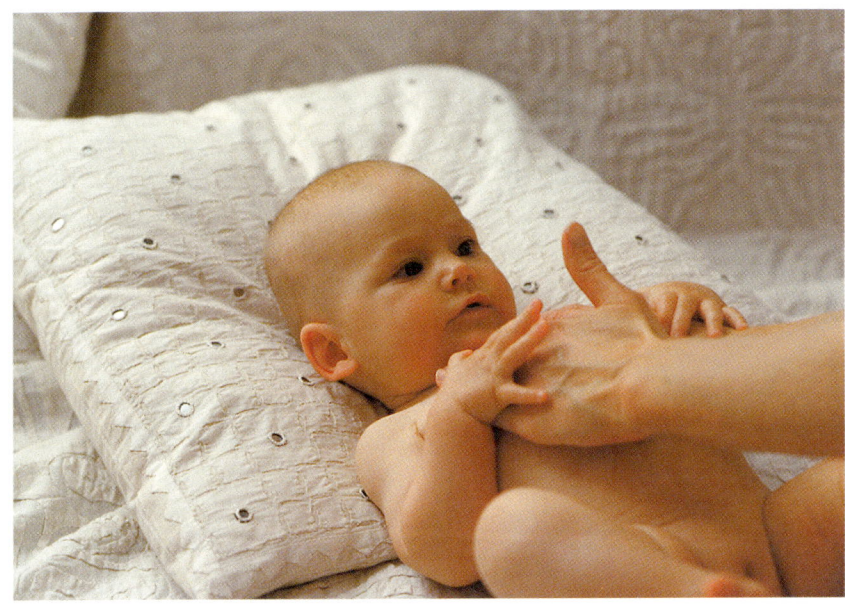

Babys machen
oft aktiv bei der
Massage mit.

Es ist aber auch möglich, daß das Baby sich nicht wohl fühlt. Vielleicht brütet es eine Erkältung aus oder leidet gerade unter extremen Blähungen. Dann müssen Sie sehr behutsam mit dem Kleinen umgehen, und vor allem dürfen Sie die Massage nicht erzwingen. Wie man ein krankes Baby massiert, können Sie in dem entsprechenden Kapitel ab Seite 86 lesen.

Was bewirkt die Babymassage?

Massage tut wohl, Massage entspannt und entkrampft, lindert Schmerzen an Wirbelsäule, Muskeln, Armen und Beinen und verschafft ein wohliges Gefühl. Verspannungen in Armen oder im Rücken lösen sich. Obendrein regt Massage den Blutkreislauf an. Das weiß jeder Erwachsene, der Massagen kennt.

Ähnlich ist dies auch beim Baby. Massage erhöht das Herzminutenvolumen, fördert die Atmung und unterstützt die Entwicklung der Magen-Darm-Funktion, ein Punkt, der besonders für Babys wichtig ist, die häufig Blähungen haben.

Massage mobilisiert auch Kräfte. Die Blutzirkulation wird angeregt, die Haut dadurch gut durchblutet und mit ausreichend Sauerstoff versorgt. Das Immunsystem wird auf diese Weise gestärkt.

Babys erleben außerdem genauso wie Erwachsene Streß. Und zuviel Streß kann zu Überreizung und Erschöpfung führen. Eine sanfte Massage ist sehr dazu angetan, dem entgegenzuwirken und Streß abzubauen.

Mit jeder Massage wird das Band zwischen Mutter und Baby enger. Das Kind lernt also schon kurz nach seiner Geburt, was Geborgenheit, Wohlbehagen und Zuneigung bedeuten – und es genießt sie. Diese Erfahrungen wirken sich positiv auf die weitere Entwicklung des Kindes aus.

Solche Kinder sind aufgeweckter, freundlicher und schließlich auch selbstbewußter. Das haben wissenschaftliche Untersuchungen belegt.

Diese ganz frühen Erfahrungen durch Berührung prägen eine Persönlichkeit und ihre Wahrnehmungsfähigkeit ganz entscheidend. Ein solcher Mensch nimmt später seinen Körper viel besser wahr, spürt ganz anders, was wohltut und kann so der Entstehung von Krankheiten entgegenwirken. Nicht zuletzt erlebt er sein ganzes Leben bewußter und entspannter.

Kinder, die Geborgenheit und Zuneigung erfahren, sind häufig aufgeweckter und selbstbewußter.

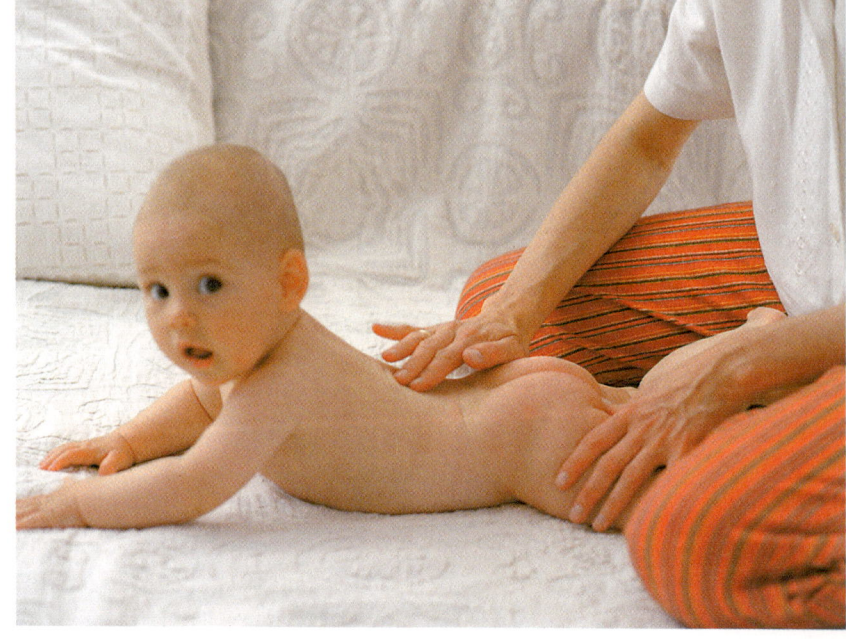

Die verschiedenen Massagemethoden

Der französische Frauenarzt und Geburtshelfer Frédérick Leboyer ist als einer der Begründer der natürlichen, sanften Geburt zu Ruhm gekommen. Er setzte sich insbesondere dafür ein, daß das Baby in den ersten Stunden seines Lebens menschenwürdig behandelt wird. Das heißt, daß es in einer freundlichen Atmosphäre auf die Welt kommt und der Mutter sofort an die Brust gelegt wird. Auf die Bedeutung des Körperkontaktes zwischen Mutter und Kind wurde bereits eingegangen. In Indien erhielt Leboyer wesentliche Anregungen für seine Gedanken über Geburt und Mutterschaft. Dort hat er auch die traditionelle indische Babymassage kennengelernt und in die westliche Welt gebracht. Wie im letzten Kapitel bereits erwähnt, hat er diese Kunst auch in Deutschland eingeführt, wo sie lange vergessen war und jetzt wieder auflebt.

Es gibt inzwischen mehrere Methoden der Babymassage. Die bekanntesten davon, ihre Unterschiede, Hintergründe und Feinheiten, sollen in diesem Kapitel vorgestellt werden.

Kein Zwang zu einer bestimmten Massageart

Es gibt keinen Zwang und auch keinen Grund, immer eine bestimmte Methode anzuwenden. Jede Mutter kann sich wechselnd die Methode aussuchen, die in der jeweiligen Situation am besten angebracht ist oder Ihrem Baby am besten gefällt. Das muß sie durch Erfahrung selbst herausfinden. Es muß auch keine der Massagearten streng nach Vorschrift praktiziert werden. Jede einzelne Methode, selbst wenn sie sich nur in Details von einer anderen unterscheidet, können Sie lediglich als Anregung für Ihre eigenen Ideen nehmen.

Aus vielen Berichten ist bekannt, daß zahlreiche Mütter das Gelernte abwandeln, viele Griffe aus den verschiedenen Methoden kombinieren oder mit ihrer eigenen Phantasie neue Griffe entwickeln. Und diese wollen sie dann anwenden, weil gerade sie dem Baby guttun und deswegen besonders dazu angetan sind, den Kontakt zwischen diesen beiden Menschen herzustellen oder zu vertiefen.

Jede Mutter kann sich wechselnd die Massagemethode aussuchen, die in der jeweiligen Situation am besten angebracht ist.

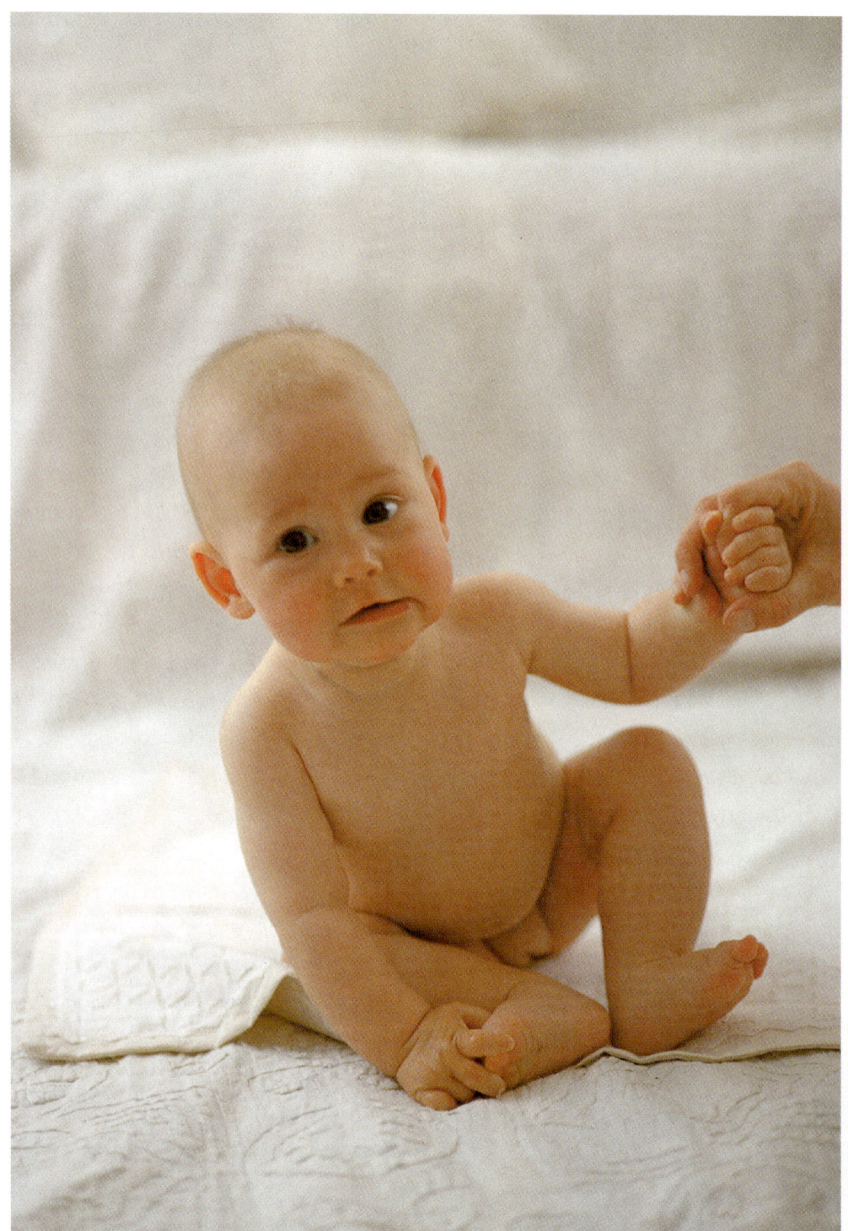

Alle Massage-
methoden sollte
man lediglich
als Anregung
für eigene
Ideen nehmen.

Eine gewisse Grundfertigkeit zu erlernen, damit Mutter und Baby dieses Ritual richtig genießen können, ist jedoch nicht verkehrt. Denn soll die Harmonie während der Massage zwischen Baby und Mutter stimmen, muß die Mutter wissen, wie sie ihr Baby richtig massiert. In vielen Kursen, die es inzwischen in größeren Städten in ganz Deutschland gibt, werden die verschiedenen Methoden vermittelt.

Feine Unterschiede bei den einzelnen Methoden

Nicht nur Frédérick Leboyer hat der Babymassage nach der traditionellen indischen Kunst weltweit wieder zu Ansehen verholfen. In Amerika wurde die sanfte Methode der Babymassage von Eva Reich publik gemacht, die ähnlich wie die Methode von Leboyer in den siebziger Jahren in Deutschland Fuß faßte. Und Ruth Rice, ebenfalls eine Amerikanerin, hat ihre Loving-touch-Methode einst für Frühgeborene entwickelt. Ihre Form der Babymassage gilt als die einfachste Methode und ist, als einzige in Amerika, auch wissenschaftlich erforscht worden. Diese wissenschaftlichen Untersuchungen haben bestätigt, daß Babymassage nicht nur für das körperliche Wachstum des Kindes, sondern auch für seine seelische Entwicklung vorteilhaft ist.

So hat jeder der Genannten »seine« Form des Rituals, seine Vorstellung von Babymassage realisiert. Die Methoden unterscheiden sich auf den ersten Blick nicht wesentlich. Doch wenn Sie die eine oder andere einmal an Ihrem Baby ausprobiert haben oder die Methoden kombinieren, werden Sie bei dem einen oder anderen Griff doch entsprechende Unterschiede bemerken. Es gibt nämlich zahlreiche Feinheiten, in denen sich die einzelnen Formen der Babymassage unterscheiden. Denn sie sind auf die spezifischen Wirkungen, welche die »Erfinder« der einzelnen Methoden damit verbinden, aufgebaut. Verständlich, denn jeder der Experten hat seine eigene Vorstellung damit verknüpft, warum gerade ein bestimmter Massagegriff dem Baby guttut und warum gerade damit der Kontakt zwischen der massierenden Mutter und dem Baby gefördert wird.

Es gibt inzwischen zahlreiche Mütter, die der Babymassage einen festen Platz im Leben eingeräumt haben und über die verschiedensten Erfahrungen berichten können (siehe Kapitel »Erfahrungen mit der Babymassage«, Seite 77 ff).

Wissenschaftliche Untersuchungen haben bestätigt, daß Babymassage für das Wachstum des Kindes vorteilhaft ist.

Die traditionelle indische Methode nach Leboyer

In Indien ist Babymassage eine uralte traditionelle Kunst. Der Frauenarzt und Geburtshelfer Dr. Frédérick Leboyer hat diese Tradition lange Jahre in Indien studiert. Er vertritt daher auch die Auffassung – vielleicht kann man sie auch als Philosophie bezeichnen, was dieses Buch eigentlich vermeiden will –, daß es eine Kunst ist, ein Baby zu massieren. Nur meint er damit nicht das einfache Erlernen von bestimmten Massagegriffen, sondern Kunst eher im Sinne eines kunstvollen, traditionsreichen Rituals. Und dazu, so Leboyer, müsse man sanfte Hände haben, denn schließlich handele es sich bei der Babymassage vor allem um das Urbedürfnis des Säuglings, sanft berührt und gestreichelt zu werden. Vor diesem Hintergrund versteht man auch, daß Leboyer die Massage als einfach und zugleich schwer bezeichnet. Schwer, weil sie so einfach ist! Als Kunst bezeichnet er sie, weil sie sich an kleine Lebewesen richtet, für die alles auf der Welt neu ist. Denn heute weiß man, daß das Neugeborene schon viel empfindet und wahrnimmt. Und wer hier vielleicht etwas falsch macht, mit allzu unsanften Händen zu heftig, nervös oder ungeschickt auf das

In Indien ist Babymassage eine uralte traditionelle Kunst.

Kind zugeht, erzeugt bei dem kleinen Erdenbürger Ängste. Dann benötigt man viel Geschick, Güte und Einsicht, um solche Ängste wieder aufzulösen.

Fortsetzung der angenehmen Berührungen und Bewegungen im Mutterleib

Da das Leben im Mutterleib für das Kind erfüllt war von Lauten und Geräuschen aus dem Körper der Mutter und der Außenwelt, ist das Baby schon an einiges gewöhnt, wenn es auf die Welt kommt. So zum Beispiel an Berührung und Bewegung, denn diese verspürte das Ungeborene auch bereits beim Sitzen und Gehen und bei den sonstigen Bewegungen der Mutter.

Leboyer geht nun davon aus, daß dies bereits für das Ungeborene angenehm war und beruhigend auf es wirkte. Er bezeichnet diese Zeit für das Baby als ein endloses Fließen von Empfindungen und Bewegungen, ohne Unterlaß, Tag und Nacht.

Dessen sollte sich jede Mutter bewußt sein, wenn ihr Baby auf der Welt ist, und sie sollte dafür sorgen, daß das Baby diese Empfindungen auch nach seiner Geburt weiter verspüren kann. Denn nach der Geburt ist um das Baby zunächst eine Leere, weil diese angenehmen Berührungen weggefallen sind. Darum muß

Die wichtigsten Punkte der indischen Babymassage

- Sie soll ein stiller Dialog der Liebe zwischen der Mutter und ihrem Baby sein, fast wie ein Ritual oder ein Tanz soll die Babymassage nach der indischen Methode seinen Sinn erfüllen.
- Mit sanften Händen soll die Massage dennoch kräftigend und anregend sein mit streichenden, kreisenden und leicht knetenden Bewegungen.

- Sie soll beruhigend und belebend zugleich wirken und die kindliche Entwicklung fördern.
- Das Urbedürfnis des Babys, sanft berührt und gestreichelt zu werden, soll diese Massage erfüllen.
- Flexibler Umgang mit der Massage.
- Massage ab einem Alter von vier Wochen bis zum sechsten Lebensmonat oder länger.

man das Baby streicheln und wiegen und seinen Körper massieren. Dies hält die indische Tradition für genauso wichtig wie das Füttern. Babymassage wird folglich als eine Form der Nahrungszufuhr angesehen, die das Kind so nähren soll, daß es satt wird. »Denn Zärtlichkeit und Wärme braucht es genauso wie die Milch.«

Die Massagetechnik nach Eva Reich und Amelia Auckett

Eva Reich und Amelia Auckett haben mit ihrer Methode der Babymassage einen etwas anderen Ansatz gewählt. Sie gehen davon aus, daß gerade Frühchen ein Defizit an Wärme und Berührung haben, da ihnen einige Wochen im Bauch der Mutter fehlen, und sie als Frühgeborene oder vielleicht kranke Neugeborene besondere Zuwendung benötigen.

Eva Reich ist die Tochter von Wilhelm Reich, der die Bioenergetik entwickelt hat und Schüler von Sigmund Freud, dem Begründer der Psychoanalyse, war. Die Bioenergetik ist eine besondere Form der Psychotherapie, für die sich psychische und somatische Prozesse einzig durch ihre energetische Dynamik unterscheiden. Nach dieser Lehre drücken sich zum Beispiel seelische Störungen in Form einer bestimmten Körperhaltung oder Körpersprache aus. Die Therapie will diese funk-

Frühgeborene und kranke Neugeborene benötigen besonders starke Zuwendung.

31

Massagetechnik nach Eva Reich

- Bei dieser Technik handelt es sich um eine sanfte Massage, bei der die Haut leicht berührt wird.
- Eva Reich hat diese Methode vor allem für Frühgeborene und kranke Neugeborene entwickelt.
- Sinn ist die Entspannung des Babys.

- Die Form der Babymassage ist hauptsächlich für Babys ab der Geburt oder ab drei bis vier Wochen bis zu einem Alter von etwa drei Monaten gedacht.
- Je älter das Baby wird, um so kräftiger kann auch die Massage durchgeführt werden.

Eva Reichs Massageanleitungen sind stark von bioenergetischen Formen geprägt.

tionale Einheit von Seele und Körper wiederherstellen.

Eva Reich ist bereits als 14jährige nach Amerika gegangen und studierte dort Physik und Medizin. Nach ihrer Ausbildung hat sie viele Jahre in Geburtskliniken gearbeitet. Dort ist sie auch auf die Babymassage gestoßen, die sie ständig nach bioenergetischen Gesichtspunkten weiterentwickelt hat. Vor rund 25 Jahren hat sie auf ihren europäischen Vortragsreisen und Kursen ihre sanfte Methode der Babymassage auch nach Europa gebracht – etwa zur Zeit, in der auch Leboyer seine indische Kunst der Babymassage im Westen verbreitete.

Die Massage nach Eva Reich wurde von ihr selbst Schmetterlingsmassage genannt. Sie ist ursprünglich zur Entspannung für Früh- und kranke Neugeborene

gedacht. Doch wird sie auch erfolgreich bei Babys bis zu einem Alter von drei Monaten angewandt. Später sind vielleicht andere Methoden besser geeignet. Entscheidend für Eva Reich war, daß sie – trotz des väterlichen Einflusses – in der Bioenergetik eine ganz eigene Richtung einschlug und die sanfte Methode der Babymassage entwickelt hat.

Obwohl Sie in diesem Buch exakte Massageanleitungen nach Eva Reich finden, kann hier fast nicht von einer Methode gesprochen werden. Denn Eva Reichs Babymassage läßt sich kaum in ein Schema pressen, da sie selbst sehr intuitiv mit den Babys arbeitet und ihre Massagegriffe ständig fortentwickelt. Ihre Anleitungen sind auch nicht ganz einfach zu verstehen, da sie stark von bioenergetischen Formen geprägt werden.

Vermutlich hat Amelia Auckett parallel zu Eva Reich eine ähnliche Massage entwickelt und sie in Australien verbreitet. Zumindest werden bei dieser Methode der Babymassage die beiden Namen in Zusammenhang gebracht. Eva Reich hat auf vielen Vortragsreisen in Deutschland auch stets auf Amelia Aucketts Arbeit hingewiesen.

Die Methode der Ruth Rice

Das Loving-touch-Programm, von der Ärztin Ruth Rice entwickelt, basiert darauf, daß die Wärme und Zärtlichkeit des liebevollen Berührens und Liebkosens das neurologische, körperliche und geistige Wachstum des Babys stimulieren kann.

»Loving touch« gilt als einzige Babymassage, die medizinisch erprobt ist. Ruth Rice hat in ihren wissenschaftlichen Untersuchungen festgestellt, daß ihre Form der Babymassage einen weitreichenden Einfluß auf die Entwicklung des Kindes hat. Moderne Forschungen haben ergeben, daß ein glückliches Kind viel Liebe braucht, daß es berührt werden will. Säuglinge, die regelmäßig massiert werden, sind – so Ruth Rice – aufmerksamer und neugieriger. Sie verfügen über ein größeres Selbstvertrauen, Vertrauen in die Umgebung und fassen mehr Zuneigung zu ihren Eltern. Diese Massageme-

»Loving touch« gilt als einzige Babymassage, die medizinisch erprobt ist.

Babymassage nach Ruth Rice

- Die Loving-touch-Methode ist eine sanfte, fingerspitzenstimulierende, ausstreichende Massage mit Hin- und Herwiegen des Babys.
- Sie soll ihm den Übergang vom Dasein in der Gebärmutter zur eigenständigen Existenz erleichtern.
- Sie soll vor allem dem Neugeborenen Zuneigung, Wärme und Kontakt vermitteln.
- Diese Massagemethode ist die einzige Babymassage, die wissenschaftlich untersucht worden ist.
- Massage soll Selbstvertrauen und Vertrauen in die Umwelt fördern.
- Sie soll Neugier und Aufmerksamkeit anregen.

thode hat sich dennoch in der allgemeinen Babymassage bei uns in Deutschland bislang nur wenig durchgesetzt.

»Loving touch« ist eine sanfte, stimulierende Fingerspitzenmassage mit dem anschließenden Hin- und Herwiegen des Babys. Auch Ruth Rice geht davon aus, daß das Baby im Mutterleib in einem Milieu war, in dem es sich viel bewegte und auch viel berührt wurde. Sie hält es deswegen für unbedingt notwendig, daß sich das Übergangsstadium des Babys von seinem Dasein in der Gebärmutter zu seiner eigenständigen Existenz im Leben außerhalb des Bauches der Mutter liebevoll, langsam und allmählich vollzieht. Deswegen ist es nach ihrer Auffassung nicht nur ein Ausdruck von Freude und Zärtlichkeit, wenn sich eine Mutter ihr Neugeborenes sofort auf ihren Körper legen läßt, sondern hat auch einen wichtigen biochemischen Grund. Sofort nach der Geburt bildet sich auf der Haut der Mutter das Hormon Thymosin, das bei engem körperlichen Kontakt auf das Kind übergeht und von dessen Thymusdrüse aufgenommen wird. Und damit wird das Immunsystem stimuliert.

Soll das Baby ein bißchen mobilisiert werden, wählt man am besten eine entsprechend anregende Massage.

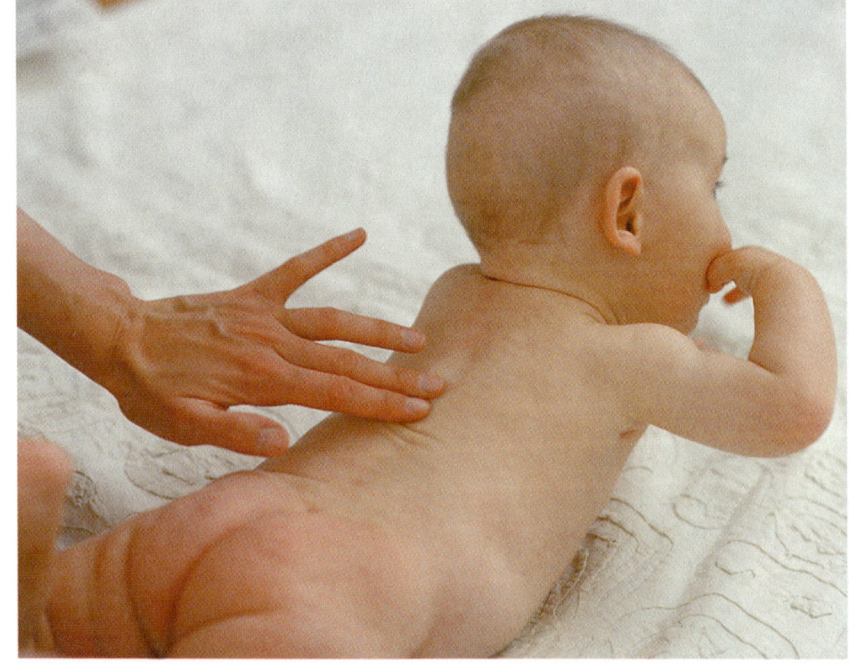

Alle Techniken sind individuell abwandelbar

Nachdem Sie jetzt die bekanntesten Massagemethoden vorgestellt bekommen haben, sind Sie vielleicht etwas verwirrt und denken sofort, daß es sich dabei doch um etwas Philosophisches handelt. Vielleicht halten Sie das soeben Gelesene auch für etwas übertrieben. Vielleicht wurden Ihnen aber auch konkrete Hinweise für Ihre eigene Vorgehensweise vermittelt.

Der Hintergedanke, die einzelnen Methoden vorzustellen, ist der, Ihr Verständnis dafür zu wecken, daß sich jeder dieser Experten für Babymassage etwas anderes dabei gedacht hat, als sie etwas entwickelten, was für Babys Zuneigung, Liebe und Zärtlichkeit bedeutet.

Und das ist für Sie, liebe Leserin und lieber Leser, der springende Punkt: Denn wahrscheinlich werden auch Sie bei der Massage Ihres Babys eine Variante erleben, die speziell Ihrem Kind gefällt und körperlich wie seelisch wohltut. Und deswegen muß auch keine Mutter ihr Baby streng nach den einzelnen Techniken der verschiedenen Methoden massieren. Es ist sicher sinnvoller, diese Techniken nur als Möglichkeiten zu kennen und zu beherrschen, um sie je nach Situation entsprechend einzusetzen.

Eine »gesunde« Mischung aus allem und zur rechten Zeit

Viele Babys sind aufgrund ihres Naturells bereits quirlig, fit und lebendig. Auch das Alter spielt eine Rolle. Manchmal sind sie auch durch die Erlebnisse, die sie auf ihren Entdeckungsreisen haben, zu quirlig, überdreht, und das Umkippen in Überreiztheit ist nicht mehr weit. Dann ist sicherlich eine mobilisierende Massage nicht angebracht, das Baby benötigt vielmehr eine beruhigende Massage. Diese kann zum Beispiel auch sehr nützlich sein, wenn das Baby schlafen soll. Begleitet von einem Einschlafliedchen, schlummert das Kleine sicher rasch ein.

Meint die Mutter, daß ihr Baby ein bißchen mobilisiert werden könnte oder auch möchte, wählt sie am besten eine entsprechend anregende Massage. Auf keinen Fall sollten sich Eltern mit irgendeiner Form der Babymassage Zwang antun. Denn damit ist ihnen selbst und noch weniger dem Baby geholfen. Das stumme Zwiegespräch zwischen der Mutter und ihrem winzigen Nachwuchs hat doch die Absicht, einen innigen Kontakt herzustellen – und da ist jede Form von Zwang, seelischer Verspannung und Nervosität nur im Wege. Es ist aber sicher sinnvoll, der Massage einen festen Platz im täglichen häuslichen Leben einzuräumen.

Es ist sinnvoll, alle Massagetechniken als Möglichkeiten zu betrachten, die man je nach Situation entsprechend einsetzen kann.

35

Worauf man bei Baby- massage achten muß

In den vorangegangenen Kapiteln wurde viel über Liebe, Zuneigung, Berührung und Ritual sowie über die seelischen wie gesundheitlichen Auswirkungen der Babymassage gesprochen. Wenn Sie jetzt überzeugt sind – und das sind Sie nach den gelesenen Zeilen sicher –, dann möchten Sie wahrscheinlich am liebsten sofort mit der Massage beginnen. Das ehrt Sie natürlich. Doch wie gesagt, Babymassage ist ein Ritual. Und ein Ritual benötigt Vorbereitungen. Gönnen Sie sich selbst und Ihrem Baby etwas Zeit.

Dazu sind schon vorher ein paar Überlegungen anzustellen. So muß zum Beispiel erst einmal ein geeigneter Platz – oder am besten mehrere – gewählt werden, dessen Ambiente nicht nur der Mutter, sondern auch dem Baby gefällt. Des weiteren muß die Mutter die entsprechenden Utensilien auswählen und zusammenstellen, die für die Massage notwendig sind. Und ganz entscheidend ist auch der richtige Zeitpunkt. Denn für eine harmonische Babymassage ist es besonders wichtig, daß bei beiden – Baby und

Jede Mutter entscheidet am besten selbst, ob sie ihr Baby zu festen Zeiten massieren möchte.

Mutter – die innere Bereitschaft dazu vorhanden ist.

Der richtige Zeitpunkt

Prinzipiell kann jede Tageszeit die richtige für eine Babymassage sein. Das bestätigen auch die Erfahrungen vieler Mütter. Doch jede Mutter entscheidet am besten selbst, ob sie ihr Baby zu festen Zeiten massieren möchte oder immer einmal wieder zwischendurch, wenn sich gerade eine passende Gelegenheit bietet. Das hängt auch von dem individuellen Tagesablauf in einer Familie ab. Es ist aber für den Anfang zu empfehlen, eine gewisse Regelmäßigkeit einzuhalten. Dann stellt sich oft das Verlangen nach einer Massage bei Mutter und Kind von ganz alleine ein.

Eines sollte man jedoch vermeiden: ein hungriges Baby zu massieren. Dann wird es sicher keine Freude daran haben, sondern vielmehr durch Schreien seinem Hunger Ausdruck geben. Füttern Sie Ihr Baby dann lieber mit Nahrung in fester

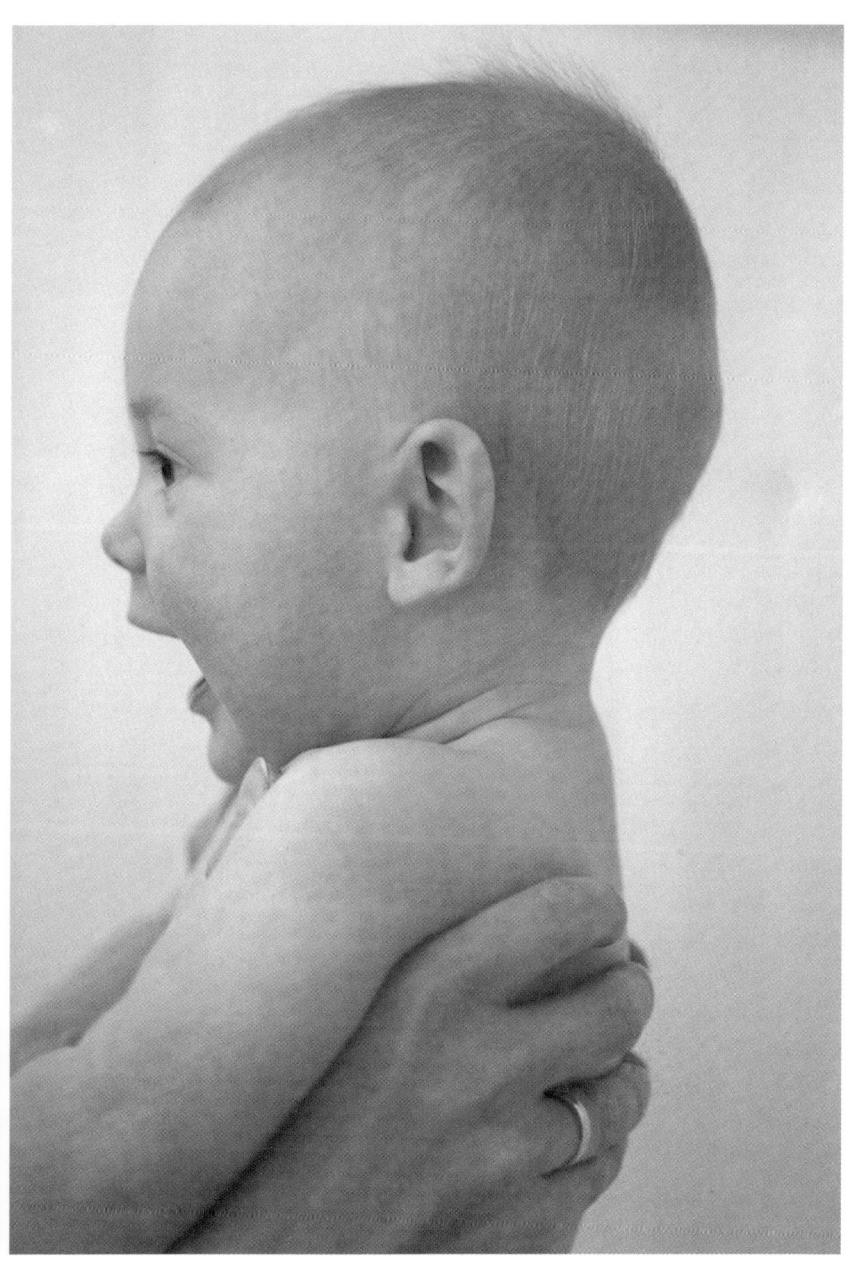

Babymassage
ist ein Ritual.
Und ein Ritual
benötigt
Vorbereitungen.

Voraussetzungen für eine harmonische Babymassage

Der richtige Zeitpunkt
▶ Bereitschaft bei Mutter und Kind
▶ Nur ein sattes Baby massieren, doch nicht direkt nach den Mahlzeiten

Der richtige Massageort
▶ Ein ausreichend warmer, gut durchgelüfteter Raum
▶ Freundliches, blendfreies Licht, nicht zu grell
▶ Ein ruhiges Plätzchen

Die richtigen Massageutensilien
▶ Weiche Decke oder Handtücher als Unterlage für das Baby
▶ Bereitstellung eines für die Massage geeigneten Babyöls oder Babypuders
▶ Windeln in Griffbereitschaft
▶ Kleenextücher, um überschüssiges Öl oder Puder zu entfernen (oder auch, um das Näschen zu putzen)

Glatte und kurz geschnittene Fingernägel der Mutter

Keine fremden Personen als Zuschauer

Einflüsse von außen ausschalten

Entspannende Musik, keine laute Popmusik

Form. Liebe und Zärtlichkeit sind zwar auch Nahrung, wie wir gelernt haben, aber wenn der Magen knurrt …! Ebensowenig sollten Sie Ihr Baby unmittelbar im Anschluß an eine Mahlzeit massieren. Denn da ist es erst einmal mit seiner Verdauung beschäftigt und möchte vielleicht auch lieber schlafen.

Auch müde Babys möchten meistens lieber schlafen statt massiert zu werden. Und Zuschauer bei der Massage können ebenfalls sehr störend sein, denn schließlich ist es ja ein zärtliches Tête-a-tête zwischen Mutter und Kind – oder auch zwischen dem Vater und seinem Nachwuchs. Denn nichts spricht dagegen, daß auch der Vater seinen winzigen Sprößling immer mal wieder massiert. Im Gegenteil, der Kontakt zum Vater sollte gleichfalls eng sein, damit sich das Kind während seiner Entwicklung nicht einseitig zur Mutter hinwendet. Nestwärme für ein Baby bedeutet Zuneigung und Zärtlichkeit beider Elternteile. Das gilt natürlich auch für Geschwister, wenn diese schon in einem Alter sind, in dem sie das Baby massieren können.

Ungünstig sind auch störende Einflüsse von außen. Eine Tageszeit, zu der ständig das Telefon klingelt, der Postbote erwartet wird oder größere Kinder aus der Schule kommen, ist sicher nicht geeignet für ein bißchen Muße zu zweit. Ungünstig ist auch die hektische Zeit zwischen Staubsaugen und Essenkochen. Eine Massage bedeutet dann lediglich die Erfüllung einer Pflicht – und das ersparen Sie Ihrem Baby lieber!

Manche Mütter massieren ihr Baby am liebsten morgens, sozusagen als zärtliche Begrüßung zum Tagesbeginn. Manche halten den Abend, nach dem Baden des Babys, für den besten Zeitpunkt. Ist das Baby nur ein bißchen müde und nicht allzu mißgelaunt, dann kann die Massage eine so richtig in den Schlaf wiegende Zeremonie sein. Sie selbst haben vielleicht auch abends die meiste Ruhe – vor allem, wenn Sie berufstätig sind. Dann ist der Abend die richtige Zeit, sich mit dem Baby zu beschäftigen, mit ihm zu spielen, es herumzutragen, zu singen und Spaß zu machen – und es zu massieren.

Die Massage sollte sich gut in Ihren Tagesablauf einfügen

Wenn Sie in der glücklichen Lage sind, nicht berufstätig zu sein, dann bietet sich für Sie natürlich während des Tages immer wieder eine Gelegenheit, Ihr Baby zu massieren. Sind Sie beide tagsüber sogar allein im Haus, können Sie Ihren Säugling massieren, wann immer Sie Lust dazu haben – vorausgesetzt, das Baby hat auch Lust dazu. Denn nicht automatisch, wenn

Sie das Bedürfnis haben, Ihrem Baby etwas Gutes zu tun, empfindet das Baby dies gleichfalls so. Denken Sie daran, so klein, zart und zerbrechlich und unselbständig Ihnen Ihr Baby auch vorkommen mag, es ist dennoch bereits ein selbständiges und eigenwilliges Wesen, also eine kleine Persönlichkeit. Das heißt, es hat auch schon über gewisse Dinge – wenn auch meist noch unbewußt – seine Vorstellungen – und durchaus seinen Dickkopf. Setzen Sie also nicht Ihre Autorität ein und bestimmen, wann das Baby massiert wird, sondern berücksichtigen Sie genauso die Wünsche des Babys. Immer muß ja auch nicht das ganze Programm der Massage durchgezogen werden. Das Massieren der Füßchen, des Kopfes oder des Rückens, während Sie das Baby im Tragetuch haben, genügt zwischendurch auch schon einmal.

Die Massage kann eine in den Schlaf wiegende Zeremonie sein.

Wann Sie besser auf eine Massage verzichten

Ein Baby bereitet viel Freude und macht eine Mutter jeden Tag aufs Neue glücklich. Es soll aber nicht unerwähnt bleiben, daß die Babyjahre für die Mutter auch eine sehr anstrengende Zeit sind. Die Ankunft eines Babys wirbelt den ganzen Haushalt durcheinander. Und wenn bereits größere Kinder im Haus sind, kann das für die Mutter ganz schön strapaziös werden. Eine gelegentlich gereizte Stimmung ist dann durchaus verständlich.

Doch für eine Babymassage ist Voraussetzung, daß Sie entspannt und ausgeglichen sind. Eine Mutter in gereizter Stimmung macht das Baby nur ängstlich und unruhig. Auch wenn sie sich noch so sehr Mühe gibt, dies zu verbergen: Das Baby spürt es, wenn die Mutter Nervosität und Anspannung ausstrahlt. Jede Nuance in der Stimmung der Mutter nimmt ein Baby wahr, und manchmal nützen dann auch die größten Bemühungen nichts. Wenn man also in irgendeiner Form psychisch belastet ist, sollte man lieber auf die Babymassage verzichten, da sich diese Atmosphäre auf das Kind negativ auswirken kann.

Andererseits ist es aber durchaus möglich, daß gerade die Beschäftigung mit dem Baby, das zärtliche Streicheln, das Lächeln des Babys eine beruhigende Wirkung auf die Mutter ausüben. Wenn das Baby sie mit großen Augen erwartungsvoll anschaut, dann vergißt sie oft sehr schnell die Hektik des Tages, mögliche unerfreuliche Erlebnisse oder Erledigungen.

Es strömt auf diese Weise etwas Beruhigendes und Ausgleichendes vom Baby auf die Mutter über. Solche Erlebnisse machen deutlich, daß es ein ständiges

Psychische Belastungen der Mutter können sich auf das Kind negativ auswirken.

Wechselspiel der Energien und Liebe zwischen Mutter und Kind gibt.

Der geeignete Platz

Gleich, welches Plätzchen Sie wählen, es sollte auf jeden Fall ein freundlicher Ort sein. Vielleicht ist ein Platz am Fenster geeignet, so daß die hereinfallenden Sonnenstrahlen das Baby auf natürliche Weise wärmen. Nur blenden darf die Sonne nicht. Eine »grüne« Ecke in der Wohnung ist sicher auch geeignet, ein günstiger Massageplatz zu werden.

Nichts spricht im übrigen dagegen, das Baby im Sommer im Garten auf dem Rasen zu massieren – natürlich mit einer untergelegten Decke. Diese sollte möglichst groß und dick sein, damit Ameisen oder andere Insekten möglichst nicht das Baby stören können. Die freundliche Atmosphäre unter zwitschernden Vögeln und duftenden Blumen gefällt ihm sicherlich recht gut. Nur ruhig muß es sein, Straßenlärm darf dabei nicht stören. Und ausreichend warm und schattig. Bedenken Sie, daß pralle Sonne für keinen Menschen gesund ist – und erst recht nicht für ein nacktes Baby.

Wo Sie Ihr Baby massieren, im Bad auf der Wickelkommode, im Kinderzimmer auf dem Fußboden, im gemütlichen Wohnzimmer mit entspannender Musik oder auf der »grünen Wiese«, hängt ganz von Ihnen selbst ab. Meistens wird der Platz dieses schönen Rituals davon bestimmt, ob das Baby nach dem Aufwachen, während des Tages oder vor oder nach dem Baden oder vor dem Schlafengehen massiert werden soll – und davon, wo es dem Baby am besten gefällt.

Freundlich oder kuschelig muß es sein und dem Baby gefallen

Viele Mütter massieren ihr Baby sowieso am liebsten mit ausgestreckten Beinen auf dem Boden sitzend. Das Baby wird dann zum Massieren auf einem mit einem Handtuch umwickelten Kissen auf die Beine der Mutter gelegt.

Andere Mütter ziehen es vor, das Baby auf dem Boden liegend zu massieren. Selbst sitzt man dann am praktischsten im Schneidersitz. Als Unterlage empfiehlt sich hier natürlich eine weiche Decke, noch besser ist ein Lammfell, das Wärme und Geborgenheit vermittelt. Dann hat es das Baby so richtig schön gemütlich. Sie sollten aber immer ein Handtuch zwischen Unterlage und Baby legen, denn es kann passieren, daß das nackte Baby seine Blase entleert. So ersparen Sie sich unnötige Wäsche oder gar eine Reinigung. Auch sollte das Handtuch weich sein, es darf nicht kratzen.

Wem der Platz auf dem Fußboden nicht gefällt, oder wer lieber steht, kann sein Baby auch auf dem Wickeltisch massieren oder auf einem beliebigen anderen, ausreichend großen Tisch. Aber auch hier sollte eine weiche Decke oder ein Lammfell als Unterlage dienen.

Am Abend, wenn es dunkel ist, macht es sicher mancher Mutter Spaß, das Massage-Rendezvous mit ihrem Baby bei Kerzenschein und Musik zu gestalten. Muß sie dabei allerdings noch auf spielende Kinder achten, damit nichts passiert, sollte sie auf ein derartiges Arrangement lieber verzichten. In so einem Fall ist wahrscheinlich ein abgedecktes elektrisches Licht sicherer – und kann auch ganz romantisch sein.

Wenn Sie sich im Sommer dazu entschließen, das Baby im Garten zu massieren, ist natürlich auch eine weiche Unterlage notwendig. Selbst wenn der Sommertag noch so warm ist, sollte das Baby nicht auf dem bloßen Rasen liegen. Nicht nur, daß es vielleicht das Kitzeln des Grases nicht mag, es gibt auch im Rasen stechendes Ungeziefer und vor allem pieksende Ameisen. Und manche Babys reagieren darauf empfindlich mit unangenehmen Hautrötungen. Und was ganz besonders wichtig ist: Der Platz im Garten muß geschützt sein, denn Zugluft vertragen die kleinen Lebewesen nicht.

Machen Sie es Ihrem Baby bei der Massage richtig schön gemütlich!

Wichtig ist die entspannte Haltung der Mutter

Ob Sie am Boden oder auf dem Tisch massieren, die Entscheidung hängt auch davon ab, welche Haltung Sie selbst einnehmen möchten, und welche für Sie am bequemsten und angenehmsten ist. Gegen den Schneidersitz ist sicher nichts einzuwenden, setzen Sie sich aber nicht auf Ihre Füße, denn sie können schnell einschlafen, und dann ist es vorbei mit der Entspannung.

Wer sein Baby auf den Knien massieren möchte, sollte dies nicht ohne eine Rückenstütze tun. Denn sonst stellen sich sehr bald Rückenschmerzen ein. Am besten wählen Sie einen Platz, wo Sie den Rücken an eine Wand anlehnen können. Dann wirken Sie bei dieser Massagehaltung von vornherein Verkrampfungen und Verspannungen entgegen, und Sie können die Massage in einer ganz entspannten Haltung durchführen.

Wenn Sie lieber im Stehen am Wickeltisch massieren, achten Sie darauf, daß Sie entspannt stehen.

Das Baby braucht Wärme

Man kann natürlich auch ein angezogenes Baby massieren. Das hat aber den Nachteil, daß der Hautkontakt fehlt. Die Haut ist nämlich ein wichtiges Transportorgan bei der Massage. Daher ist es natürlich besser und wirkungsvoller, wenn das Baby nackt massiert wird. Da ein Baby aber erheblich weniger wärmende Körperschichten als ein Erwachsener hat, kann es sehr schnell frieren und sich erkälten.

Deshalb muß es im Zimmer ausreichend warm sein. Damit der kleine Körper nicht auskühlt, sollte die Raumtemperatur etwa zwischen 24 und 26 Grad Celsius betragen.

Kleine Babys brauchen es besonders warm

Für die ganz kleinen Babys reicht diese Temperatur möglicherweise nicht aus, so daß zusätzlich das Bereitstellen eines Heizstrahlers oder das Installieren einer Heizsonne erforderlich ist. Wer die Möglichkeit dazu hat, sollte dies tun. Wer eine relativ kühle Wohnung hat, schafft sich am besten einen transportablen elektrischen Heizkörper an, um den Massageplatz im Kinderzimmer oder anderswo frei wählen zu können.

Als Alternative bietet sich noch eine Babywärmflasche an. Die warme Flasche wird in ein vorgewärmtes Badetuch gewickelt und von den Füßchen aus unter die Decke geschoben, auf welcher das Baby liegt.

Während der Massage sollte die Raumtemperatur etwa zwischen 24 und 26 Grad betragen.

Öl oder Puder zum Massieren?

Ob Sie Öl oder Puder verwenden, ist mehr oder weniger eine »Geschmacksfrage«. Beides zieht bei der Massage gut in die Haut ein. Probieren Sie aus, was für die Haut Ihres Babys am besten ist.

Babyhaut ist noch ganz besonders zart – und auch empfindlich. Deswegen ist davon abzuraten, zu irgendeinem Öl oder Puder zu greifen nach dem Motto: »Die sind doch alle gleich.« Auf den ersten Blick mag das den Eindruck erwecken, bei genauerem Hinsehen werden Sie feststellen, daß es große Unterschiede nicht nur im Preis, sondern auch in der Qualität gibt. Viele Öle und Puder – auch solche für Babys – enthalten Zusatzstoffe, die von den Kleinen nicht immer vertragen werden. Die empfindliche Haut eines Babys kann auf solche Stoffe mit Ausschlag reagieren. Mit den üblichen Industriepudern oder -ölen sollten Sie daher möglichst zurückhaltend umgehen.

Greifen Sie statt dessen lieber zu Ölen oder Puder, die »rein« sind, also möglichst keine Zusatz-, Farb- und Konservierungsstoffe enthalten. Am besten ist es, vor der ersten Massage deren Verträglichkeit an einer kleinen Hautpartie am Beinchen oder Ärmchen des Babys auszuprobieren.

Puder oder Öl ziehen nach dem Auftragen in die Haut ein. Unter der Haut befinden sich Drüsen und Haarfollikel. Durch deren Öffnungen dringen die auf die Haut aufgetragenen Stoffe ein und entfalten dann ihre Wirkung. Sofern Sie die richtige Wahl getroffen haben, wird Ihr Baby die wohltuenden Effekte des Mittels spüren.

Naturreine Öle für die zarte Babyhaut

Puder übt – wie man auch von Verbrennungen weiß – eine kühlende Wirkung auf die Haut aus.

Öle versetzen die Haut nicht nur in einen geschmeidigen Zustand. In Verbindung mit einer sanften Massage wirken sie auch wärmend. Es gibt zahlreiche naturbelassene Öle. Sie sind »kaltgepreßt«. Dieser Ausdruck ist Ihnen sicher vom Olivenöl her bekannt. Kaltgepreßt heißt, daß das Öl bei der Herstellung nicht erhitzt worden ist. Das so hergestellte Öl enthält noch alle ursprünglichen Stoffe, zum Beispiel zahlreiche Vitamine. Auf die Haut aufgetragen, können sie Balsam nicht nur für die Haut, sondern für den ganzen Organismus sein. Es gibt zahlreiche solcher kaltgepreßten, naturbelassenen Öle aus heilenden und wohltuenden Kräutern, Blumen und Baumfrüchten. So wird aus Lavendel, Kamille, Rosmarin, Rosen, Arni-

Vor Verwendung von Öl oder Puder müssen Sie die Hautverträglichkeit überprüfen.

Die Wirkung verschiedener Pflanzen in Pflegeölen

Aprikosenkern	hautpflegend
Arnika	durchblutungsfördernd
Avocado	hautpflegend
Echinacea	fördert das Wohlbefinden
Jasmin	entspannend
Jojoba	hautpflegend
Kamille	heilend, entzündungshemmend
Kampfer	keimtötend, durchblutungsfördernd
Lavendel	beruhigend
Mandel	hautpflegend
Melisse	entspannend
Rosen	beruhigend
Rosmarin	durchblutungs- und heilungsfördernd
Salbei	antibakteriell, schweißhemmend
Soja	hautpflegend
Sonnenblumen	hautpflegend
Wacholder	durchblutungsfördernd
Weizenkeim	hautpflegend

ka, Avocados und Oliven Öl hergestellt, um nur ein paar Beispiele zu nennen.

Rückfettende Puder halten Babyhaut geschmeidig

Entsprechend wirksame Puder setzen sich aus Extrakten der Ringelblume und Talkum zusammen. Die Ringelblume wirkt lindernd. Daher sind solche Puder besonders für Babys mit sehr empfindlicher Haut geeignet. Viele dieser Puder haben gleichzeitig eine leicht rückfettende Wirkung, so daß die Mutter ein Austrocknen der zarten Babyhaut nicht befürchten muß.

Die hier besprochenen Puder und Öle bekommt man heute fast überall. Wer doch einmal beim Einkauf Probleme hat, versucht es am besten im Reformhaus, der Apotheke oder im Naturkostladen. Wer viel Zeit und auch die innere Muße hat, kann sich selbst Öle zusammenmischen. Die Essenzen dazu gibt es in jeder Apotheke oder Drogerie.

Auf einer kuscheligen Decke fühlt sich Ihr Baby besonders wohl.

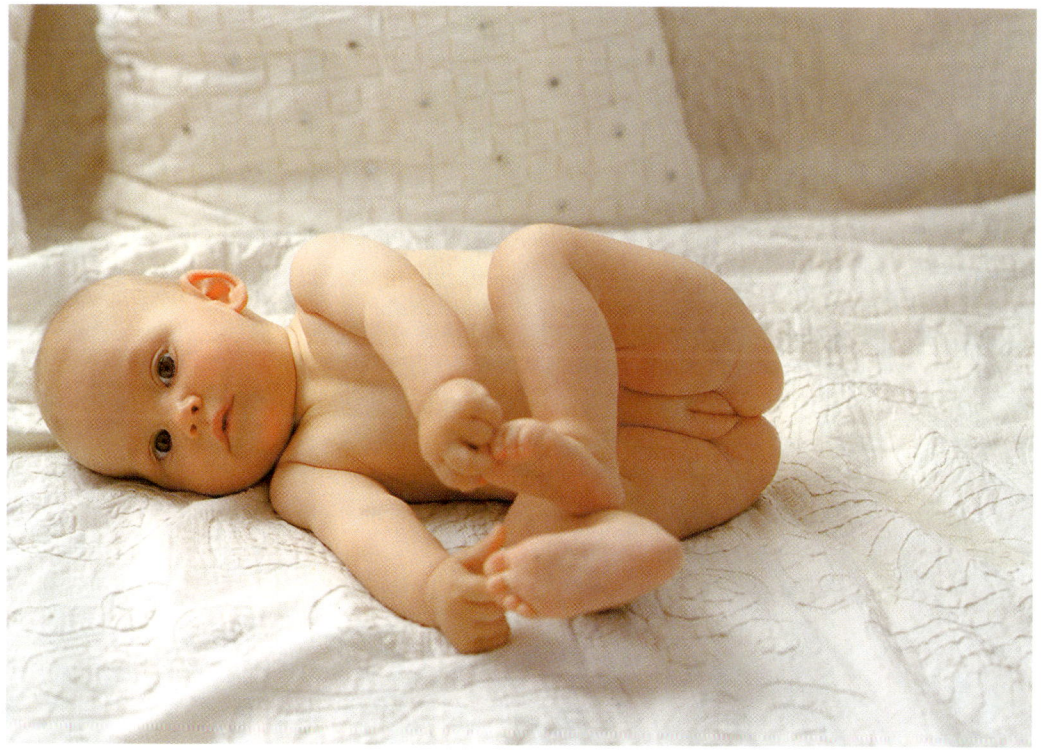

Praktische Anleitung zur Massage

Wenn Sie bei der Lektüre dieses Buches auf dieser Seite angekommen sind oder sich dieses Kapitel zur Information zuerst vorgenommen haben, dann sind Sie wahrscheinlich schon ganz begierig, endlich zur Praxis überzugehen. Dem steht nichts im Wege. Doch legen Sie nicht gleich los, indem Sie sich nur die Massageanleitungen herausgreifen, sondern lesen Sie zunächst, wie Sie sich und Ihr Baby darauf vorbereiten.

Art der Massage der Persönlichkeit des Babys anpassen

Machen Sie aber nicht den Fehler, mit dem Buch neben sich Ihr Baby zu massieren. Ein »Spickzettel« bedeutete schon in der Schule Streß. In diesem Fall wäre es nicht viel anders. Nur: Babymassage soll ja Streß abbauen, anstatt ihn zu produzieren. Es ist daher geschickter und sinnvoller, wenn Sie sich erst einmal mit den einzelnen Massagegriffen auf den folgenden Seiten vertraut machen, sie sich einigermaßen einprägen und sich Gedanken darüber machen, welche Massage für Ihr

Baby in Frage kommt, und ob Sie die komplette Massage durchführen oder nur Teile davon. Das kommt auch ein bißchen auf die Vorlieben Ihres Babys an. Nicht jedes Baby möchte am Bauch massiert werden, manche mögen es nicht, im Gesicht angefaßt zu werden. Andere Babys wiederum können nicht genug von zärtlichen Berührungen bekommen. Lebhaften Babys tut die entspannende Massage gut, für sehr stille Babys ist die belebende Massage geeigneter. Dann hängt es auch davon ab, zu welcher Tageszeit Sie Ihr Baby massieren und welche Laune es hat, ob es also fröhlich, munter und vergnügt ist oder hungrig, müde und quengelig. Wie wir Erwachsenen haben auch Babys unterschiedliche Stimmungen, Gefühle und Bedürfnisse. Sie sind eben auch schon kleine Persönlichkeiten. Wie unterschiedlich die Bedürfnisse von Babys sind, zeigen die Erfahrungsberichte von Müttern (siehe Seite 77 ff).

Auf die verschiedenen Massage-Methoden wurde bereits eingegangen. Sie können sich also für die Massage nach der

Lebhaften Babys tut die entspannende Massage gut, für sehr stille Babys ist die belebende Massage geeigneter.

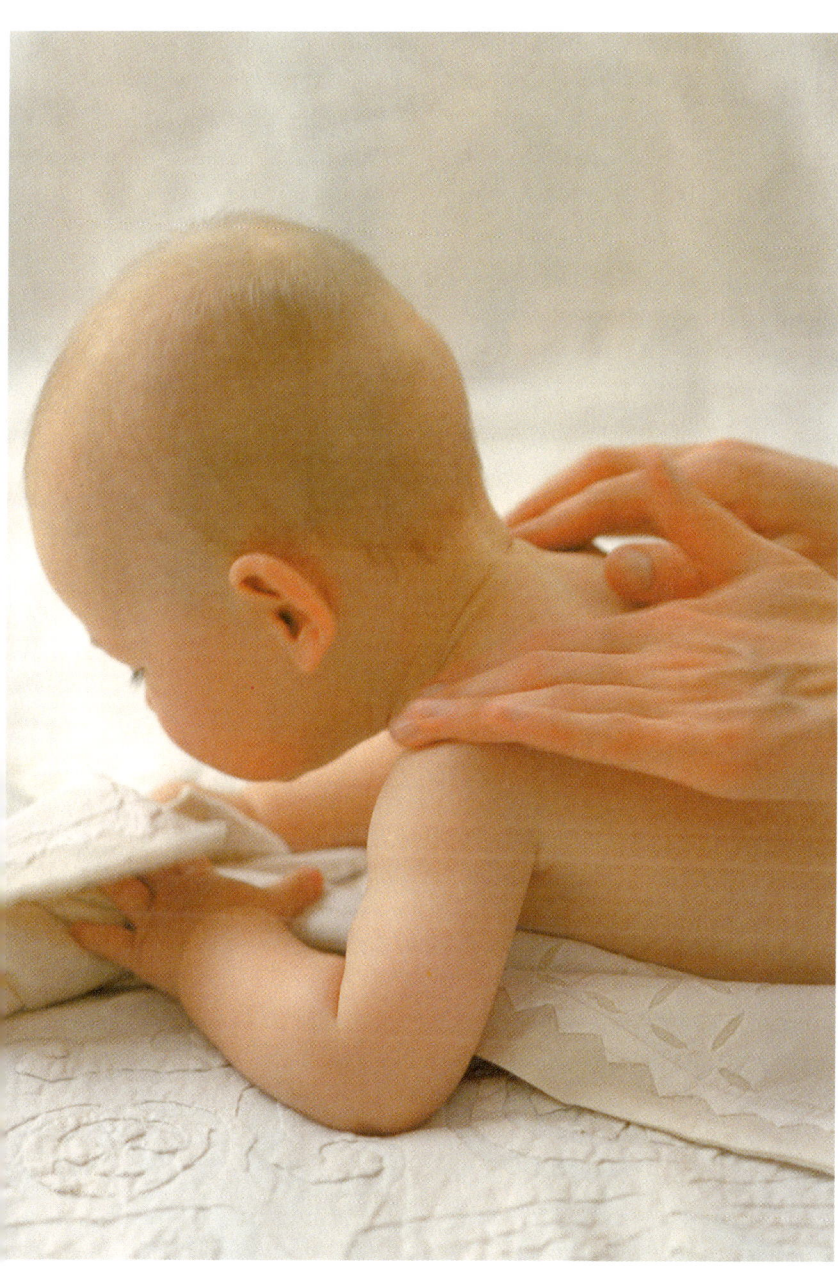

Mit sanften Händen soll der/die Massierende streichende, kreisende und leicht knetende Bewegungen durchführen.

Praktische Anleitung zur Massage

indischen Tradition oder der westlichen sanften Methode nach Eva Reich und Amelia Auckett, für die ganz zarte nach Dr. Ruth Rice oder für eine Abwandlung bzw. Mischung aus allen Methoden ent-

am Anfang dieses Buches schon erwähnt, aus Babymassage sollte man auf keinen Fall eine Philosophie oder gar Wissenschaft machen. Es soll hier nochmals betont werden, daß sie ausschließlich der

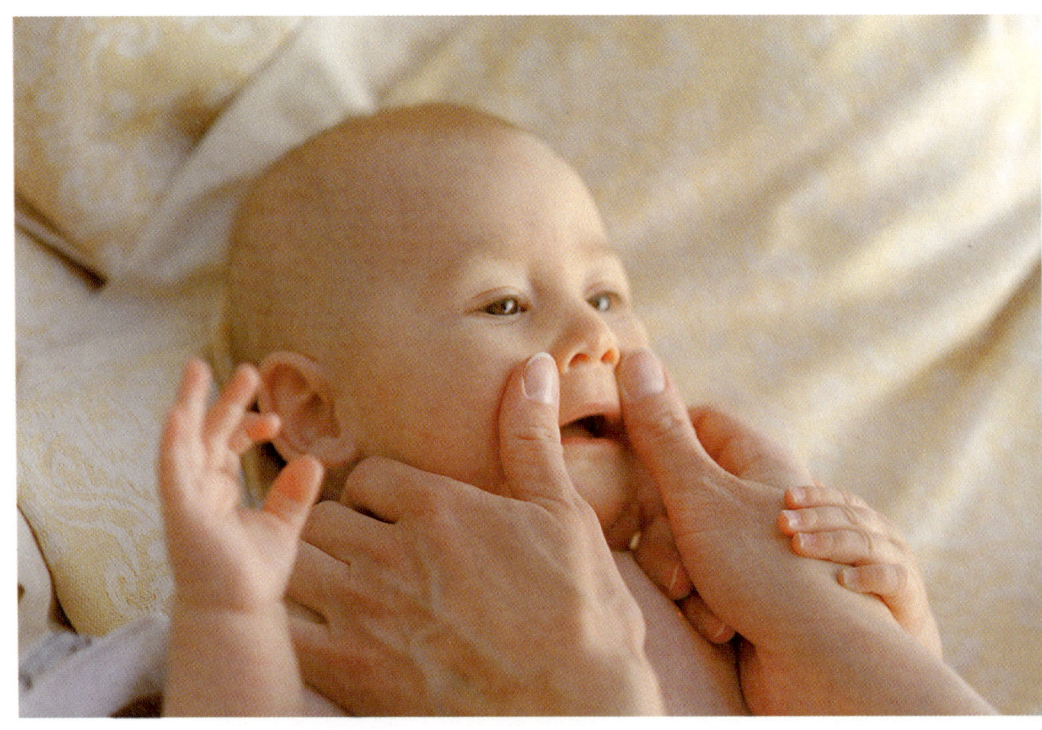

So heben Sie die Stimmung des Babys.

scheiden. Fühlen Sie sich vor allem nicht verpflichtet, »krampfhaft« eine Massagetechnik unbedingt durchzuführen. Das würde weder Ihrem Baby noch Ihnen hilfreich sein. Machen Sie vielmehr für sich und Ihr Baby das Beste aus den nachfolgenden Massageanleitungen. Denn wie

Freude der Beteiligten dient, nämlich dem Austausch von Zuneigung und Zärtlichkeit und der Vertiefung des Kontaktes zwischen zwei zueinander gehörenden Menschen.

Praktisch ist es auf jeden Fall, wenn Sie den einen oder anderen Massagegriff ein-

48

mal ausprobieren, um zu testen, wie Ihr Baby darauf reagiert. Gerade am Anfang sollten Sie nicht gleich ein volles Programm abspulen. Wenn Sie noch ungeübt sind, könnten Sie Ihr Baby damit überlasten. Geben Sie ihm Zeit, sich daran zu gewöhnen. Wenn ihm die Massage gefällt, wird sie sehr schnell einen festen Platz im täglichen Leben einnehmen.

Die Vorbereitung

Trotz aller Unbefangenheit, mit der Sie an die Massage herangehen sollen, sind ein paar Kleinigkeiten zu beachten:
- Zunächst ist es wichtig, daß Sie sich selbst etwas entspannen. Setzen Sie sich vorher am besten in Ihren Lieblingssessel – vielleicht auch mit dem Baby im Arm – und spielen zur Einstimmung etwas Musik. Oder Sie massieren sich selbst ein wenig, machen ein paar Gymnastik- oder Yogaübungen. Wenn Sie sich sehr gestreßt fühlen, entspannen Sie sich am besten mit autogenem Training.
- Dann richten Sie den Platz, an dem Sie das Baby massieren wollen, entsprechend her, legen eine Decke bereit und sorgen für ausreichend Wärme im Raum.
- Vergessen Sie nicht, Windeln und Kleenextücher neben den Massageplatz zu legen, falls es während der Massage zu »nassen Überraschungen« kommt.

- Wärmen Sie sich Ihre Hände. Sie mögen es auch nicht, wenn man Sie mit kalten Händen anfaßt. Und Ihrem besonders wärmebedürftigem Baby dürfen Sie das erst recht nicht zumuten! Es fängt wahrscheinlich an zu schreien und verbindet künftig mit der Massage unangenehme Erinnerungen. Dann wird es schwierig, diesen Eindruck zu korrigieren.

Kalte Hände werden rasch warm, wenn man sie mit etwas Öl massiert, eine Weile auf einen Heizkörper legt oder kurz unter warmes Wasser hält.

Wenn Sie diese Tips berücksichtigt oder befolgt haben, können Sie mit der Massage starten. Man beginnt grundsätzlich von oben nach unten und von innen nach außen. Beim ersten Mal, wenn die Massage für das Baby noch neu ist, können Sie ja zum Eingewöhnen zunächst ein bißchen die Beinchen massieren. Zwar mögen Babys erfahrungsgemäß die Massage, doch sind immer wieder Griffe darunter, die von manchen Babys abgelehnt werden. Meistens betreffen sie das Gesicht.

Zuerst wird das Baby auf den Rücken gelegt und dann die Vorderseite – bis auf das Gesicht – sorgfältig eingeölt oder gepudert. Ob Sie Öl oder Puder verwenden und worauf Sie bei der Produktwahl achten sollten, darüber wurde bereits ausführlich gesprochen.

Vor der Babymassage müssen Sie sich selbst etwas entspannen!

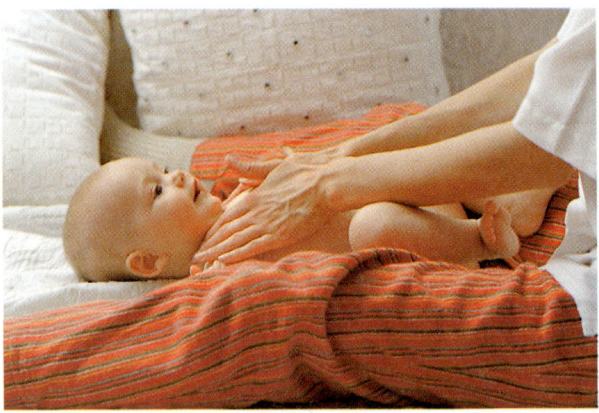

Babys Brust streicht man sanft und langsam von der Mitte nach außen und wieder zur Mitte.

Die indische Technik

Die indische Massage ist eine kräftigende und anregende, den Organismus mobilisierende Massage. Sie wird von Leboyer für Babys ab vier Wochen bis zum Alter von sechs Monaten empfohlen.

Die Brust

Mit beiden Händen streichen Sie die Brust des Babys sanft und behutsam und langsam von der Mitte nach außen und wieder zur Mitte und beginnen dann von neuem. Achten Sie darauf, daß bei den Streichungen beide Hände gleichzeitig und synchron arbeiten, auch wenn sie sich in entgegengesetzte Richtung bewegen. Als Vergleich stellen Sie sich vor, Sie streichen die Seiten eines soeben aufgeschlagenen Buches oder ein Wäschestück glatt.

Der Rumpf

Die Hände liegen rechts und links seitlich des Babykörpers. Dann streichen Sie mit der rechten Hand mit fließenden Bewegungen diagonal über die Brust zur gegenüberliegenden Schulter und wieder zurück. Danach streicht Ihre linke Hand über die Brust zur rechten Schulter. Diese Bewegungen wiederholen Sie mehrmals, dabei sollte die eine Bewegung in die andere übergehen. Bitte achten Sie auf ei-

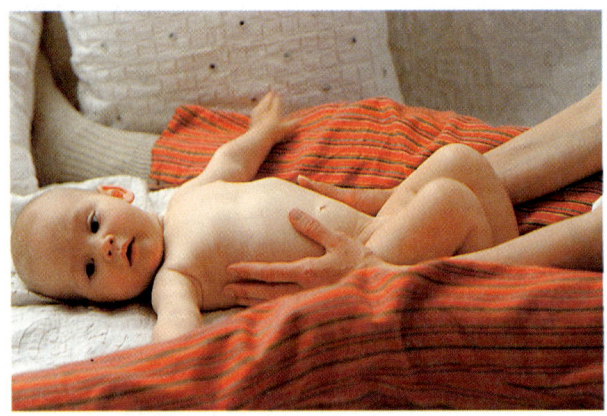

Verstärken Sie ganz langsam den Druck Ihrer Hände.

nen gleichmäßigen Rhythmus der Bewegungen sowie darauf, daß der sanfte Druck Ihrer Hände ganz langsam etwas stärker wird.

Die Arme

Mit Ihrer linken Hand halten Sie das linke Handgelenk des Babys fest und strecken das Ärmchen nach oben, vom Körper weg. Mit der rechten Hand umfassen Sie die Schulter des Babys und streichen langsam den Arm hinunter bis zum Handgelenk. Ihre Finger umfassen dabei fest den Arm des Babys. Hat Ihre rechte Hand das Handgelenk des Babys erreicht, lassen Sie die linke Hand los und ergreifen die linke Schulter. Das Ganze beginnt von vorn. Auch hier sollten Sie auf rhythmische Bewegungen achten.

Anschließend umfassen Sie die Schulter mit beiden Händen und bewegen sie mit gegenläufigen Bewegungen langsam in Richtung Hand. Auf das Ärmchen üben Sie mit Ihrer Hand dabei einen sanften Druck aus. Wenn Ihre Hände das Handgelenk erreichen, verweilen Sie ein wenig dort, da das Baby an diesen Stellen besonders empfindsam ist. Danach ergreifen Sie mit Ihren Händen wieder die Schulter des Babys und beginnen erneut mit der Massage des Ärmchens.

In dieser Weise massieren Sie auch den rechten Arm.

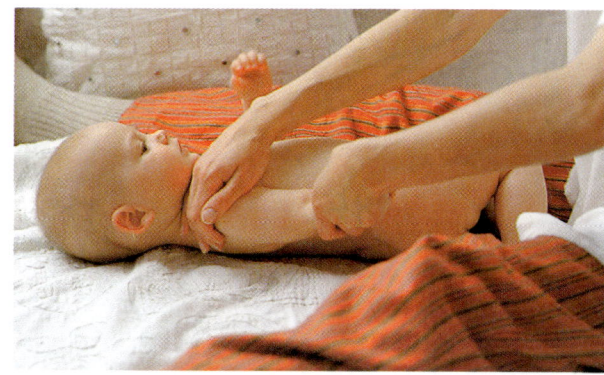

Armmassage wird öfter wiederholt.

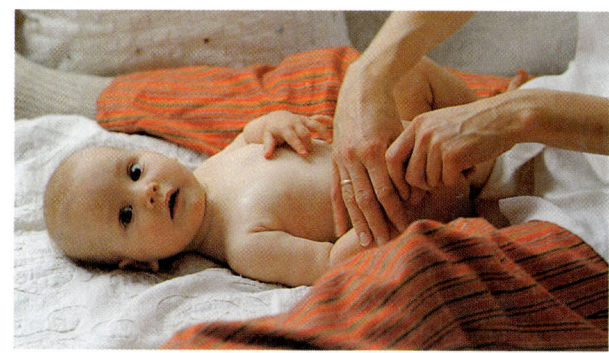

Babys Handgelenke sind besonders empfindsam.

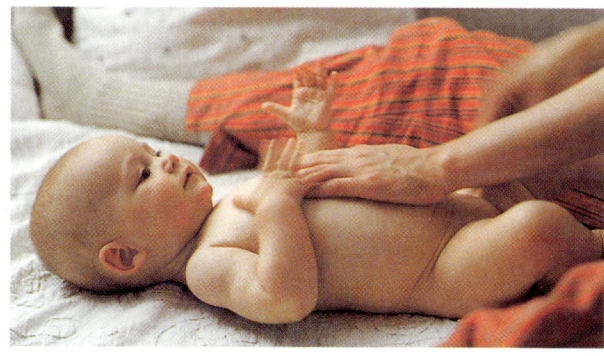

Gleichmäßige Massagebewegungen bringen Genuß.

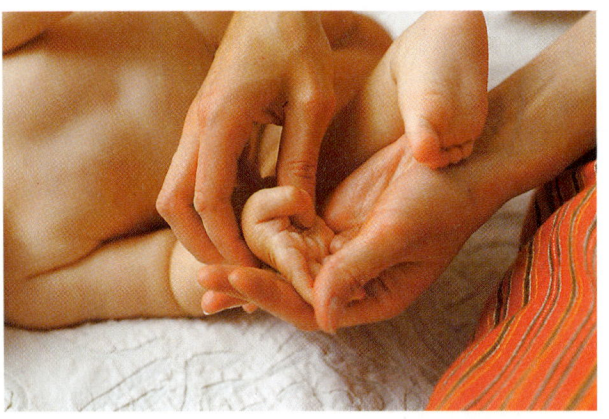

Das Ausstreichen der Händchen löst Verkrampfungen.

Die Hände

Mit beiden Händen umfassen Sie das Handgelenk des Babys. Mit Ihrem Daumen oder auch mit Ihrer flachen Hand streichen Sie über die Innenfläche des Händchens zu den Fingern. Die kleinen Finger entfalten und streichen Sie dabei immer wieder aus. Dann ist das andere Händchen an der Reihe.

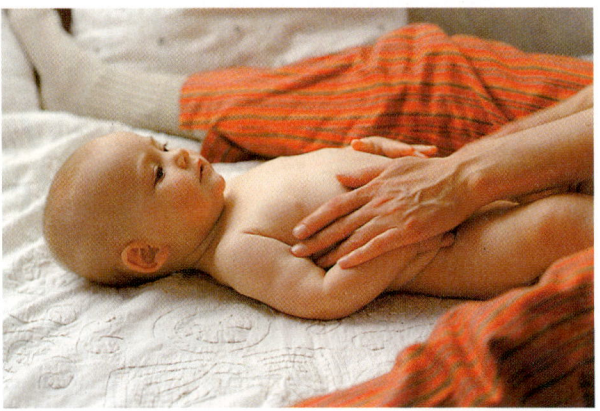

Bauchmassagen mögen Babys ganz besonders gern.

Der Bauch

Ihre Hände beginnen abwechselnd den Bauch zu massieren. Die Hände beginnen unter der Brust und streichen im Wechsel abwärts Richtung Beine.

Danach erfassen Sie mit Ihrer linken Hand die Füße des Babys und strecken seine Beinchen nach oben. Zusätzlich kann Ihr rechter Unterarm von der Brust über den Bauch bis zu den Oberschenkeln streichen.

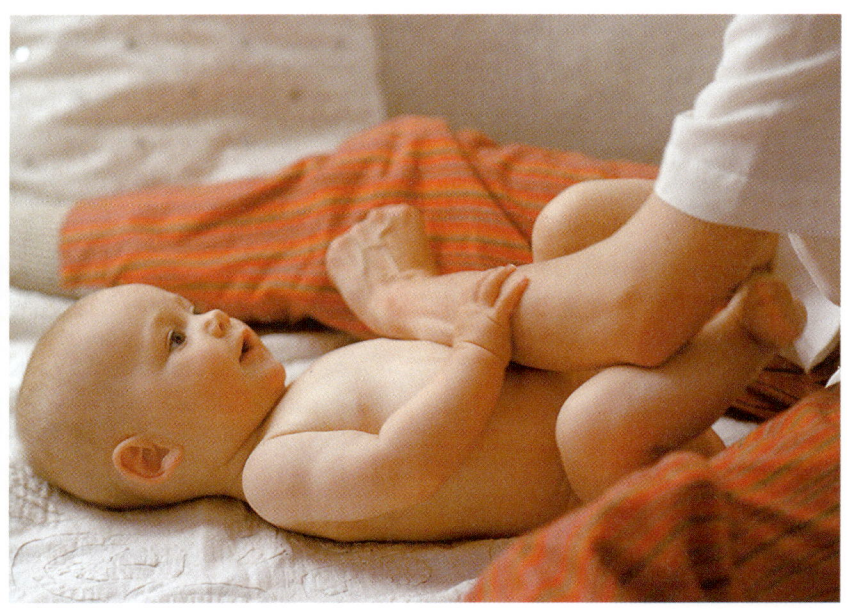

Bauchmassage einmal anders: Die Mutter streicht mit dem Unterarm von der Brust …

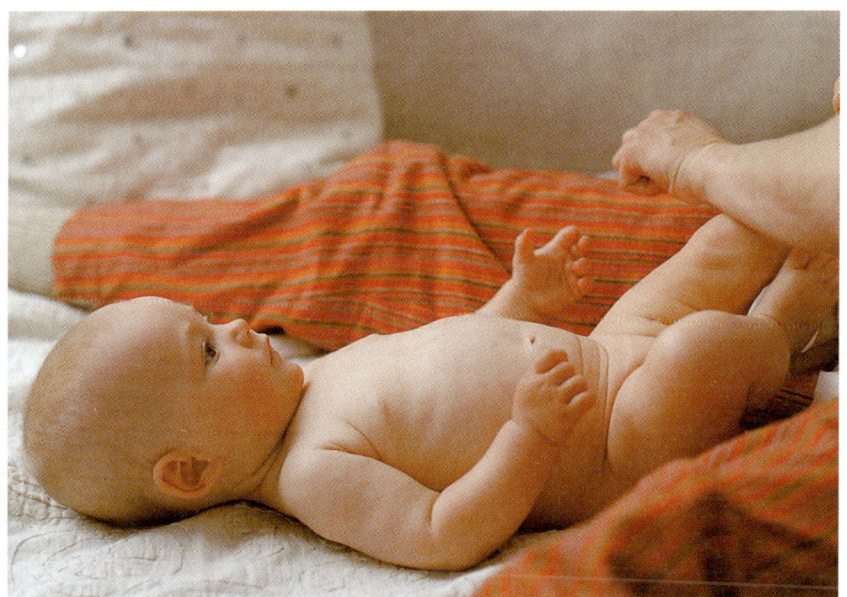

… über den Bauch bis zu den Oberschenkeln.

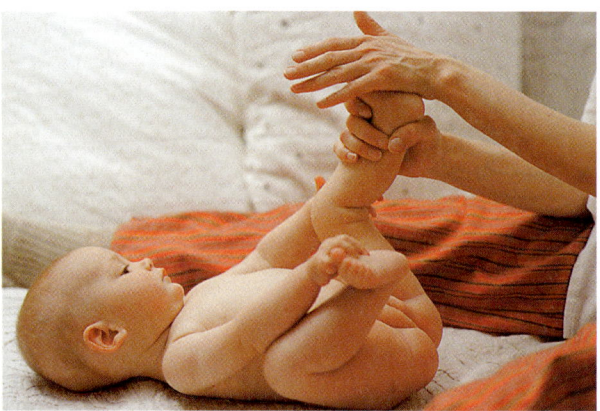

Die Beine massieren Sie von den Füßen bis zu den Oberschenkeln und wieder zurück.

Die Beine

Die Beine massieren Sie nach dem gleichen Prinzip wie die Arme, und zwar von den Füßchen zu den Oberschenkeln und wieder zurück. Widmen Sie sich eine Weile den zarten Knöcheln des Babys, da sie genauso empfindsam sind wie die Handgelenke.

Anschließend massieren Sie das Füßchen mit dem Daumen und streichen die Zehen dann mit der Handfläche aus. Danach kommt das andere Bein an die Reihe.

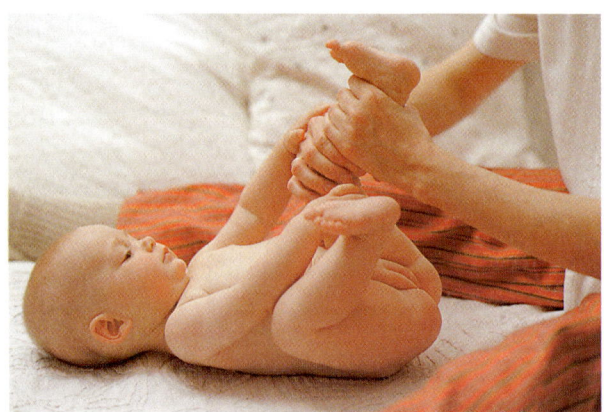

Widmen Sie sich eine Weile den Unterschenkeln und Knöcheln.

Der Rücken

Ihr Baby haben Sie inzwischen auf den Bauch gedreht. Es liegt jetzt quer über Ihren Beinen oder auf der Decke quer vor Ihnen. Ölen oder pudern Sie den Rücken ein.

Zunächst massieren Sie das Baby quer über seinen kleinen Rücken. Dabei streichen Sie mit Ihrer linken Hand von sich weg (vorwärts) über den Rücken, und anschließend in Ihre Richtung zurück.

Während Ihre linke Hand zurückstreicht, streichen Sie bereits mit der rechten Hand von sich weg. So erzeugen Sie ein ständiges Wechselspiel Ihrer beiden Hände, die dann immer gegenläufig massieren. Sie beginnen am Nacken und wandern dabei zum Oberkörper über die Taille bis hinunter zu den Pobacken und wieder zurück.

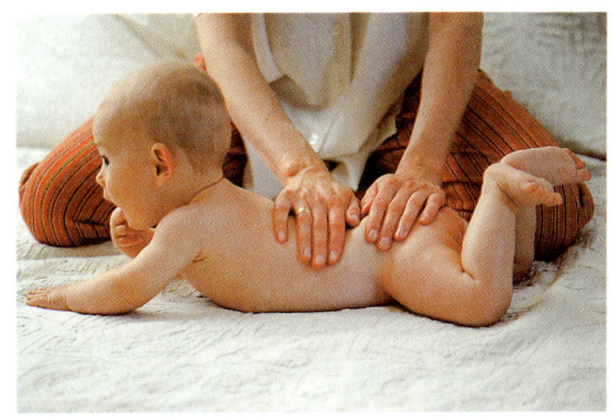

Den Rücken des älteren Babys können Sie ruhig etwas fester anfassen.

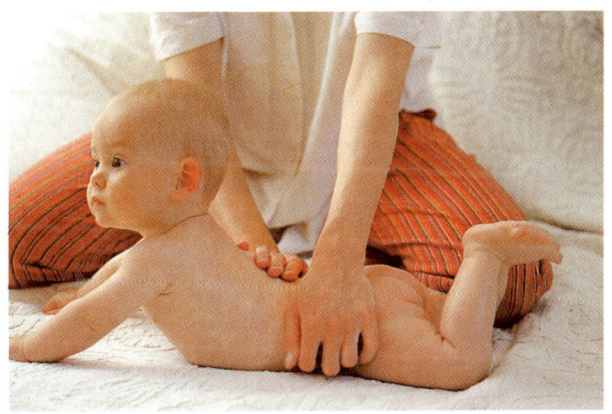

Gegenläufiges Massieren im Wechselspiel beider Hände.

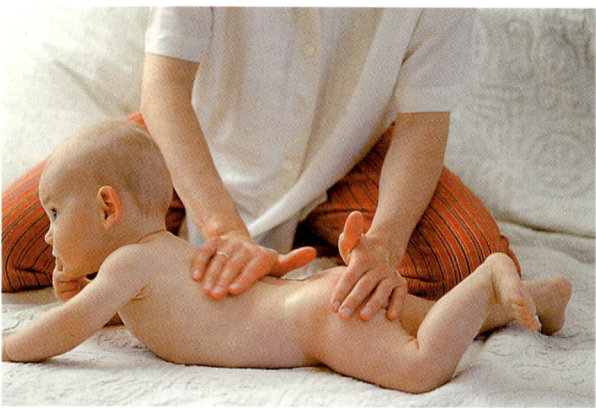

Je langsamer Sie massieren, desto intensiver wird das Baby die Massage empfinden.

Po und Beine

Als nächstes halten Sie mit Ihrer linken Hand den Po des Babys, und Ihre rechte flache Hand streicht mit abgespreiztem Daumen vom Nacken zum Po und wieder zurück. Während Ihre rechte Hand über den Rücken des Babys streicht, stützen Sie mit Ihrer linken den Po.

Auch diese Massage wiederholen Sie mehrmals. Je langsamer Sie massieren, um so tiefer wird Ihr Baby die Massage empfinden.

Die nächste Massage ist eine Variante oder Fortsetzung der vorherigen. Mit der rechten Hand umfassen Sie zart beide Füße des Kindes und strecken seine Beinchen aus. Mit Ihrer linken Hand streichen Sie in einer einzigen Bewegung, also ohne Unterbrechung, über den Po hinweg bis hinunter zu den Füßchen.

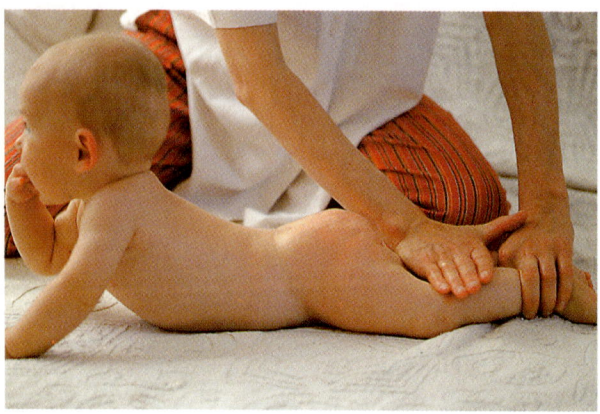

Mit abgespreiztem Daumen streift die flache Hand vom Nacken zum Po.

Das Gesicht

Legen Sie das Baby wieder auf den Rücken und beginnen Sie mit der Stirn: Ihre Fingerspitzen streichen wiederholte Male von der Mitte der Stirn an den Augenbrauen entlang über die Schläfen seitlich zum Kopf.

Dann streichen Sie jeweils mit einem Ihrer Daumen ganz zart rechts und links von der Nase nach oben zur Stirn, kehren dann zur Nase zurück und beginnen wieder von vorn.

Anschließend legen Sie Ihre Daumen sanft auf die geschlossenen Augenlider des Babys. Ihre Daumen gleiten dann langsam streichend seitlich abwärts bis zu den Mundwinkeln des Babys und ziehen sie ganz zart auseinander. Zur Wiederholung kehren die Daumen zu den geschlossenen Augenlidern zurück.

Bei der Gesichtsmassage gibt es mit ganz kleinen Babys schon manchmal Probleme. Denn oft meinen sie, daß es etwas zu trinken gibt und drehen den Kopf dorthin, wo sie gerade berührt werden. Manche Babys können die Gesichtsmassage auch nicht genießen, weil sie sich nicht gern im Gesicht anfassen lassen, andere fürchten sich vor der großen, das Gesicht verdunkelnden Hand. Wer solche Erfahrungen macht, massiert Stirn, Nase und Wangen dann möglichst nur ganz kurz.

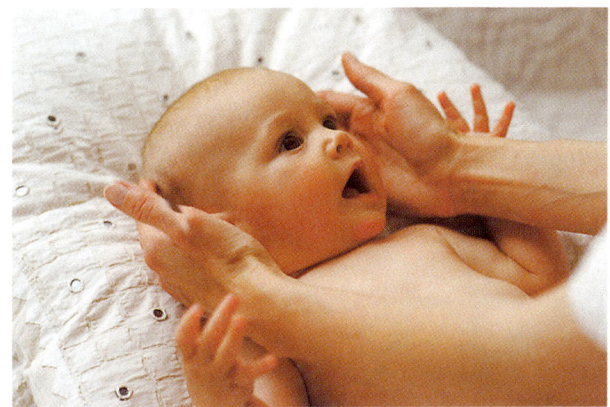

Mit den Fingerspitzen streicht man von der Mitte der Stirn an den Augenbrauen entlang über die Schläfen seitlich zum Kopf.

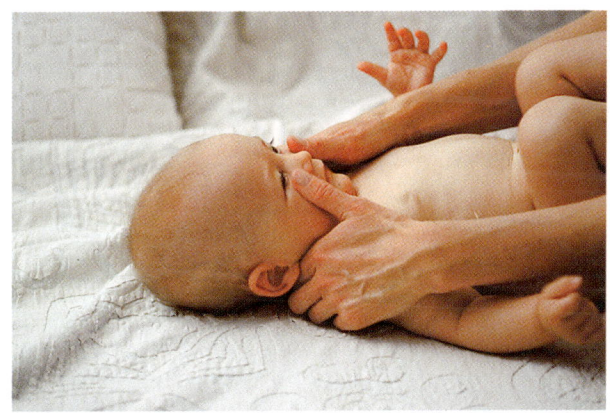

Die Daumen gleiten langsam streichelnd seitlich abwärts bis zu den Mundwinkeln.

57

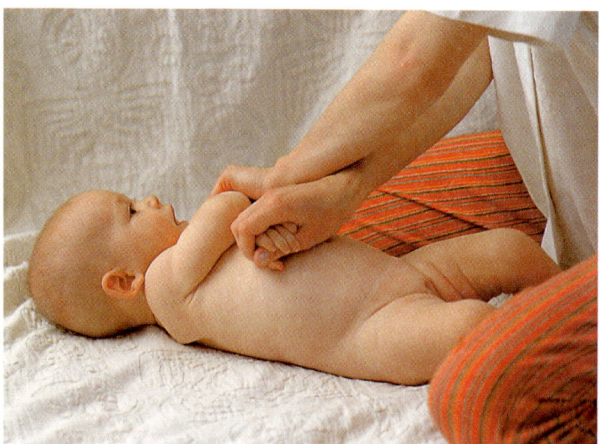

Yoga-Übungen (Asanas und Padmasana) runden die Massage ab …

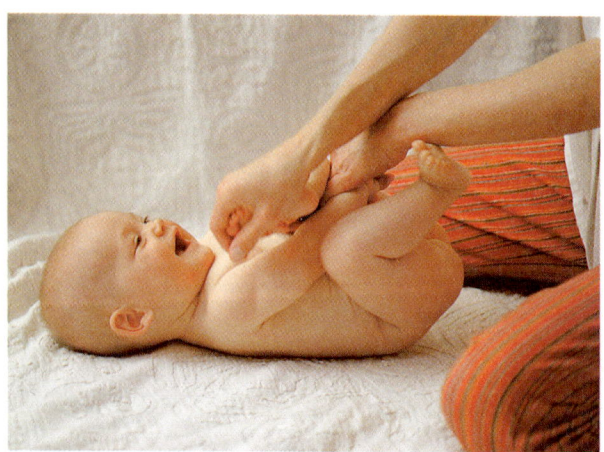

… und bereiten dem Baby viel Spaß.

58

Als Abschluß Asanas und Padmasana

Bei den Asanas-Übungen aus dem Hatha-Yoga fassen Sie beide Händchen des Babys, spreizen die Ärmchen auseinander und kreuzen sie über der Brust, spreizen sie und kreuzen sie anschließend noch mehrere Male.

Danach umfassen Sie mit einer Hand einen Fuß des Babys und mit der anderen das gegenüberliegende Händchen, zunächst strecken Sie Arm und Bein des Babys und kreuzen sie dann so weit, daß das Füßchen die gegenüberliegende Schulter des Babys berührt, umgekehrt die Hand den Oberschenkel. Dann führen Sie Arm und Bein in ihre Ausgangsstellung zurück. Das gleiche wiederholen Sie dann mit dem anderen Arm und Bein.

Asanas sind Übungen, die
▶ Verspannungen im Rücken lösen,
▶ die Brust öffnen und den Atem erleichtern,
▶ die Wirbelsäule dehnen,
▶ die Muskulatur dehnen und entspannen,
▶ die Gelenke lockern.

Bei Padmasana umfassen Sie beide Füße und kreuzen die Beine sehr langsam, sehr sanft, aber fest über dem Unterleib des Babys, strecken sie wieder aus und überkreuzen sie erneut mehrmals.

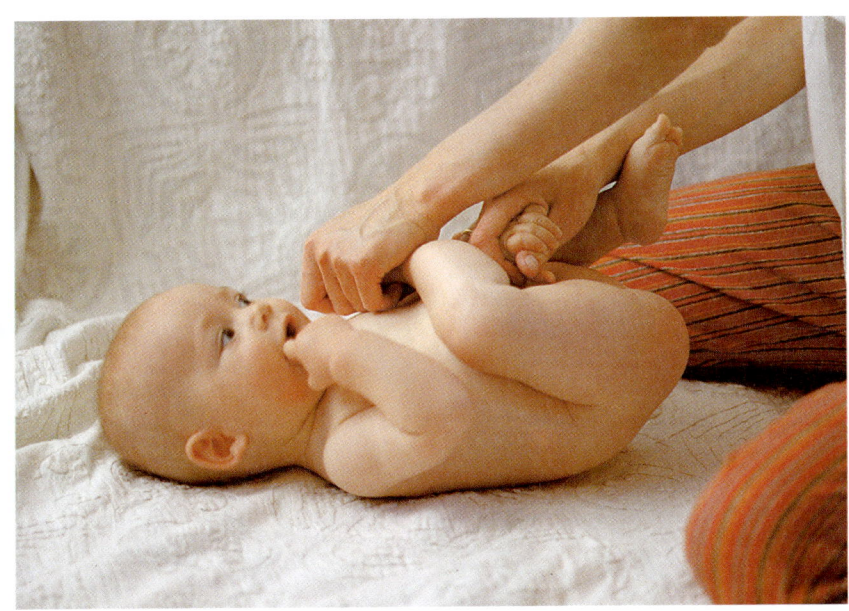

Bei Padmasana
umfaßt man
beide Füße,
kreuzt die
Beine sehr
langsam …

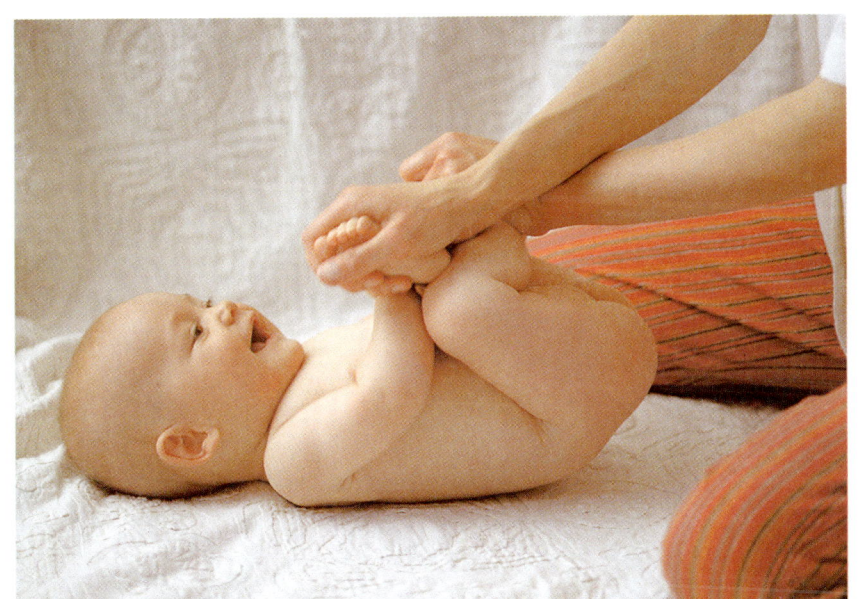

… und sehr
sanft, aber
fest über den
Unterleib.

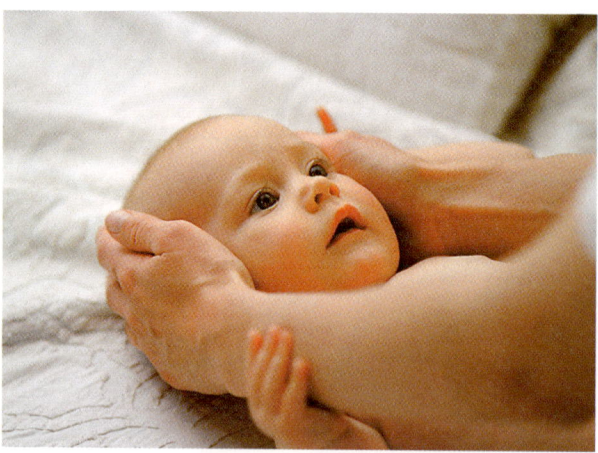

Sanftes Streichen vermittelt dem Baby sehr viel Zärtlichkeit.

Die Technik nach Eva Reich und Amelia Auckett

Bei dieser Technik handelt es sich um eine den Körper sanft berührende Massage, die das Baby vor allem entspannen und beruhigen soll.

Es gibt zwei Arten der Massagebewegungen:

■ das lange, verbindende Streichen von oben nach unten und von innen nach außen sowie

■ kleine, kreisende Bewegungen mit den Fingerkuppen.

Das Ausstreichen

Anders als bei der indischen Technik beginnen Sie bei der Methode nach Eva Reich und Amelia Auckett immer mit dem Ausstreichen des ganzen Körpers. Nachdem Sie den Körper des Baby eingeölt haben, liebkosen Sie ihn mit Ihren flachen Händen von oben nach unten mit sanften, streichenden Bewegungen.

Kopf und Gesicht

Im Gegensatz zur indischen Methode beginnen Sie in diesem Fall mit Kopf und Gesicht.

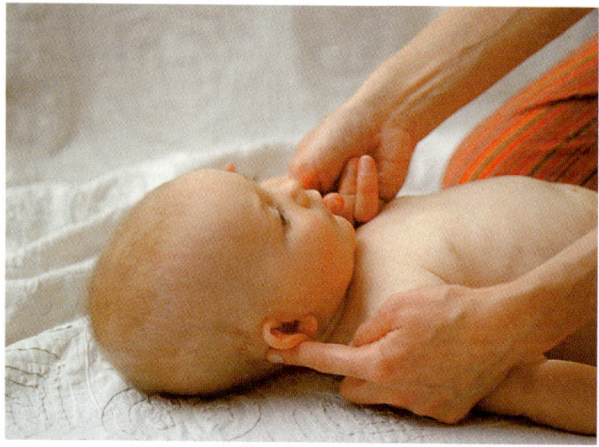

Auch Fingerkuppen übertragen Energien.

Die Hände werden auf den Scheitel gelegt, und der ganze Kopf wird bis hin zum Nacken ausgestrichen. Versuchen Sie dabei, den Hinterkopf und den Nacken, soweit es geht, in die Massage einzubeziehen.

Dann streichen Sie mehrmals mit den Handflächen von der Stirn zu den Schläfen.

Rutschen Sie durch kreisende Bewegungen mit den Fingern von der Stirn zur Nase und führen die Finger streichend zu den Ohren.

Streichen Sie mit den Fingerspitzen vom Mund über die Kiefer zu den Ohren.

Anschließend kreisen Sie mit den Fingerspitzen auf den Muskeln unter der Kopfhaut, der Stirn, den Kaumuskeln und dem Kinn.

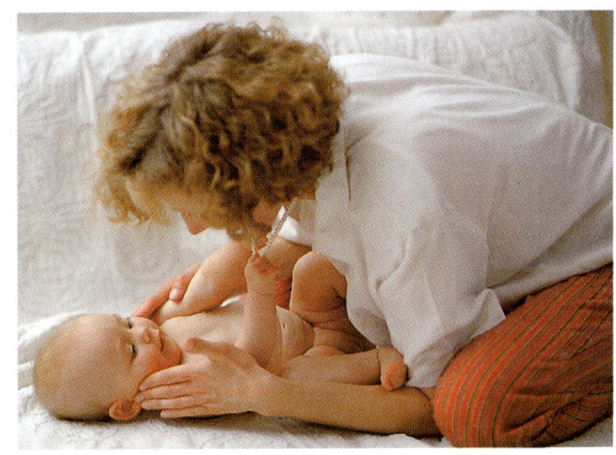

Die Nähe der Mutter vermittelt Geborgenheit.

Der Hals

Streichen Sie mit den Fingern vom Kopf über den Nacken bis zu den Schultern, also beginnend von den Muskeln am Haaransatz bis zur Schulter, und massieren Sie anschließend die Nackenmuskulatur durch kreisende Bewegungen mit den Fingern. Wenn Sie nur schlecht an den Nacken kommen, massieren Sie ihn, wenn das Baby auf dem Bauch liegt.

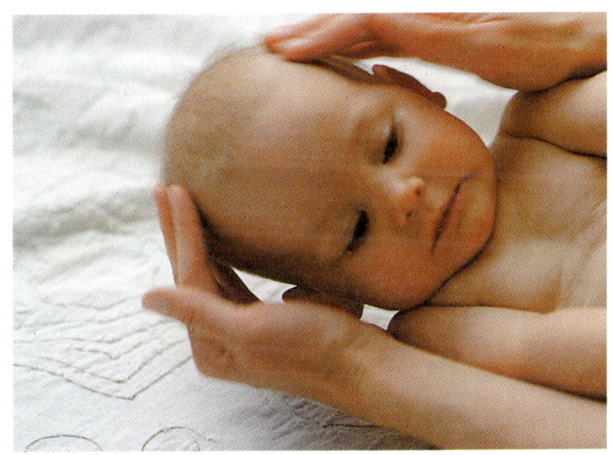

Ein besonders entspannender Griff im Kopfbereich.

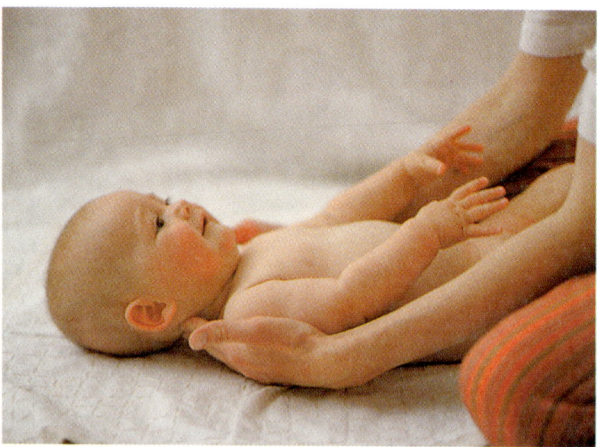

Die Muskeln oberhalb des Schultergelenks massiert man mit kreisenden Bewegungen.

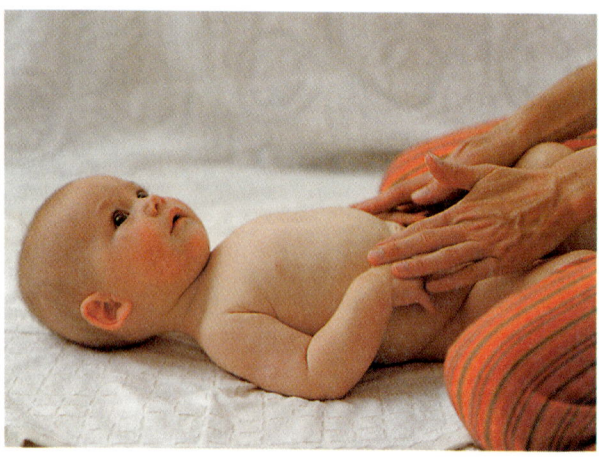

Die Arme werden von der Schulter bis zum Handgelenk in kleinen Kreisen massiert.

Die Schultern, Arme und Hände

Vom Hals über die Schultern massieren Sie durch verbindendes Streichen die Schultern, Arme und Hände des Babys. Danach massieren Sie die Muskeln oberhalb des Schultergelenks mit kreisenden Bewegungen, gehen dann über das Gelenk den Arm hinunter über die Handinnenfläche und auf jeden einzelnen Finger.

Die Arme

Die Arme des Babys liegen parallel zum Körper und werden beide gleichzeitig erst von der Schulter zum Handgelenk ausgestrichen, anschließend in kleinen Kreisen massiert.

Sie können auch jeden Arm einzeln massieren. Dabei den Arm mit der rechten Hand vom Körper weghalten und mit der linken Hand streichend oder kreisend massieren, anschließend den anderen Arm.

Die Hände und Finger

Zunächst streichen Sie die meist zu Fäustchen geschlossenen Händchen aus, anschließend die Handinnenfläche und die Finger, danach massieren Sie mit dem Daumen kreisend den Handrücken.

Der Brustkorb

Auf dem Brustkorb streichen Sie mit flachen Händen von der Mitte nach außen, und zwar entlang dem Rippenbogen. Es folgen kreisende Bewegungen auf dem Brustkorb unterhalb des Rippenbogens in Höhe des Zwerchfells und auf dem Brustmuskel unter der Achselhöhle.

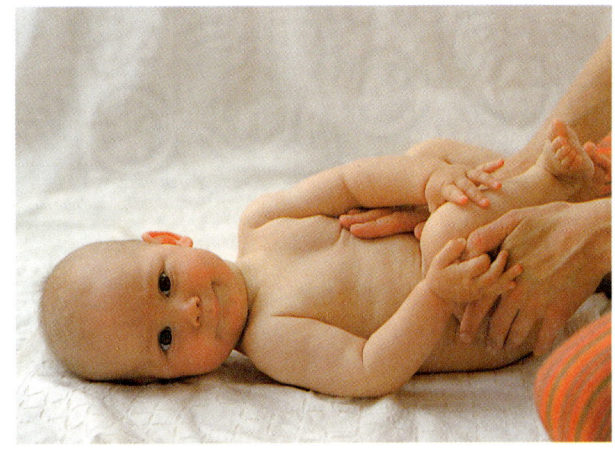

Auf dem Brustkorb streicht man mit der flachen Hand entlang dem Rippenbogen von der Mitte nach außen.

Der Bauch

Mit der flachen Hand streichen Sie im Uhrzeigersinn um den Bauchnabel herum, erst in großen, dann in kleiner werdenden Kreisen. Wenn Sie spüren, daß die Bauchmassage Ihrem Baby besonders gefällt, führen Sie sie am besten mehrere Male durch. Machen Sie zum Beispiel zwischendurch auch zehn Minuten lang nur Bauchmassage.

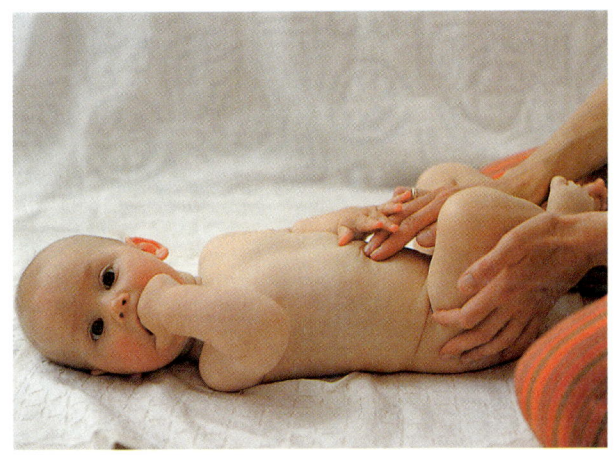

Streichen Sie mit der flachen Hand um den Bauchnabel.

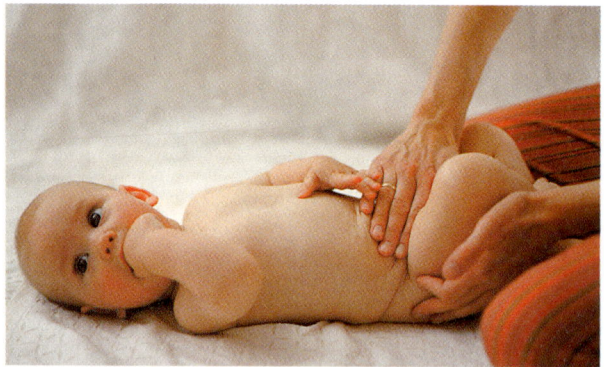

Sanftes Streichen vom Becken bis zum Fuß.

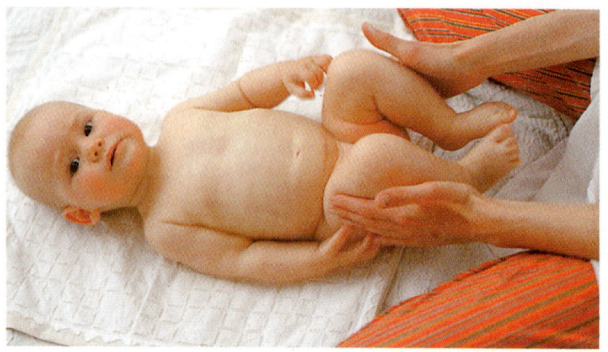

Lockerung der Beinmuskeln durch leichtes Schütteln.

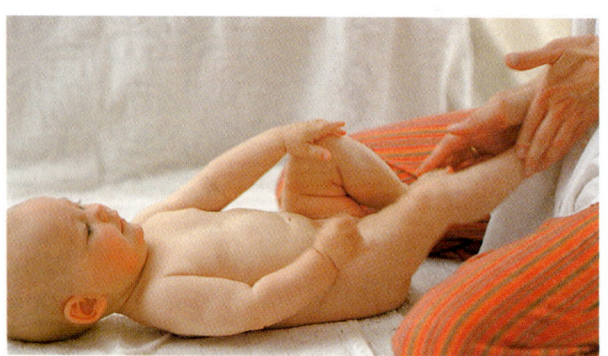

Beide Beine hintereinander massieren.

Das Becken

Mit den Händen streichen Sie vom Bauch über das Becken und die Genitalien über das Bein bis zum Fuß und bis über die Zehenspitzen hinaus. Anschließend massieren Sie mit leicht kreisenden Bewegungen die Muskeln oberhalb des Beckens, wandern über das Hüftgelenk das Bein hinunter und massieren die Fußsohle, dann jede einzelne Zehe.

Die Beine und Füße

Sie werden genauso wie die Arme erst streichend, dann kreisend massiert. Dabei kann man zwischendurch die Beinchen zur Lockerung etwas schütteln. Auch hier läßt sich die Massage insofern abwandeln, als man zuerst das eine Bein und dann das andere massiert.

Gefällt dem Baby diese Massage, dann massieren Sie auf diese Weise auch die Fußsohlen und jede einzelne Zehe.

Der Rücken

Das Baby liegt jetzt auf dem Bauch, und zwar längs zu Ihnen. Wenn Sie noch nicht den Nacken massiert haben, wie auf Seite 61 beschrieben, holen Sie das jetzt nach.

Bei den Schultern beginnend massieren Sie mit beiden Händen und streichenden Berührungen den Rücken von innen nach außen, zusätzlich die Muskulatur der Schulterblätter in kreisenden Bewegungen. Dann folgt das Ausstreichen der beiden Muskelstränge rechts und links von der Wirbelsäule zwischen Nacken und Kreuzbein, die Sie anschließend ebenfalls mit kreisenden Bewegungen massieren.

Der Po

Zuerst streichen Sie von oben nach unten und von der Mitte zur Seite und massieren mit kreisenden Bewegungen kräftig die Gesäßmuskeln.

Die Beine

Liegt das Baby auf dem Bauch, massieren Sie die Rückseite der Beinchen ebenso wie ihre Vorderseite.

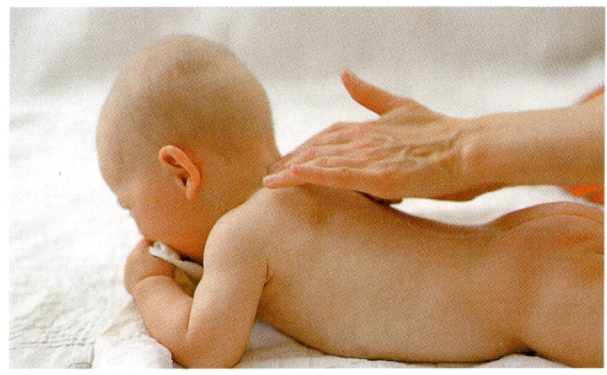

Bei den Schultern beginnend streicht man ...

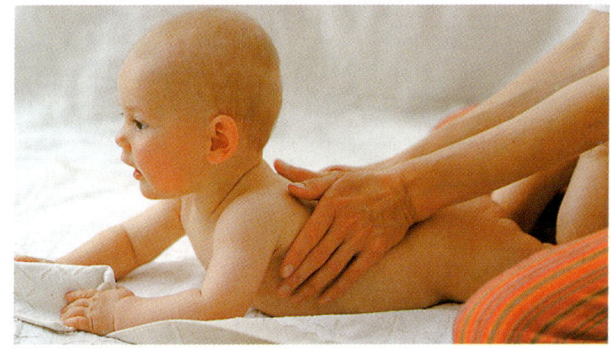

... den Rücken von innen nach außen ...

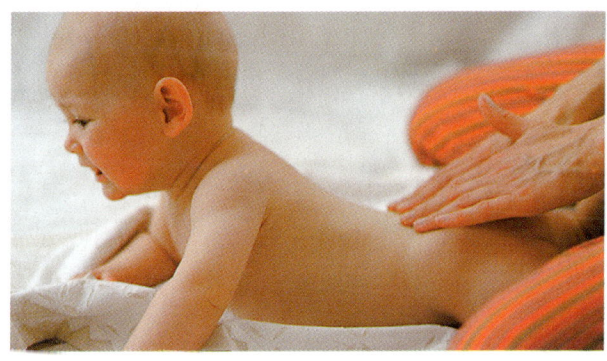

... in kreisenden Bewegungen bis zum Gesäß.

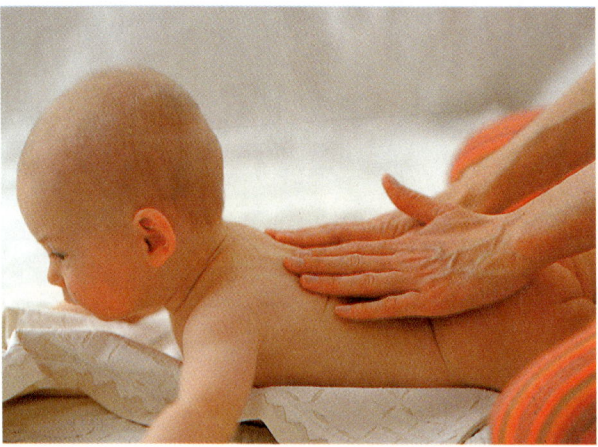

Das abrundende Ausstreichen am Ende der Massage schätzen die meisten Babys sehr.

Der Abschluß

Da das Baby noch auf dem Bauch liegt, beginnen Sie die abschließende Massage am Rücken und streichen nochmals verbindend vom Scheitel über die Arme zu den Händchen und über die Fingerspitzen hinaus, danach vom Scheitel über den Rücken und das Becken in die Beine und über die Zehenspitzen hinaus.

Dann drehen Sie das Baby wieder auf den Rücken. Mit verbindendem Streichen vom Scheitel über Schultern und Arme über die Fingerspitzen hinaus sowie vom Scheitel über Brust und Becken in die Beine und über die Zehenspitzen hinaus schließen Sie die Massage ab.

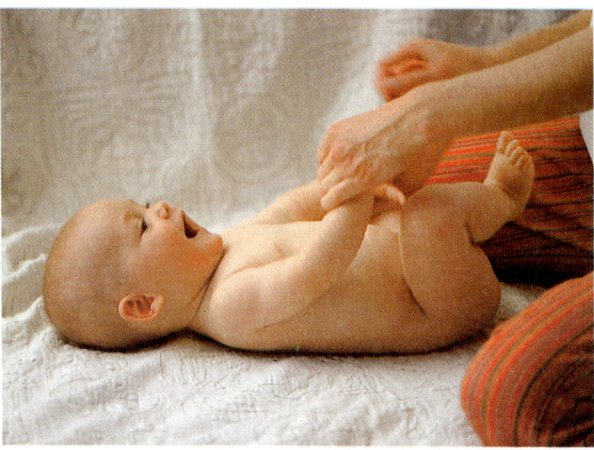

Das Baby dankt mit fröhlicher Miene.

Die Technik nach Ruth Rice (Loving-touch-Methode)

Diese Massage ist die sanfteste Methode und beruht ausschließlich auf zart streichelnden Bewegungen.

Der Kopf

Mit der inneren Handfläche streichen Sie den Kopf bis zum Kinn und fahren seitlich über die Ohren, als ob Sie das Köpfchen in die Hand nehmen wollten.

Anschließend streichen Sie mit zwei Fingerspitzen jeder Hand von der Mitte der Stirn über die Augenbrauen zu den Schläfen.

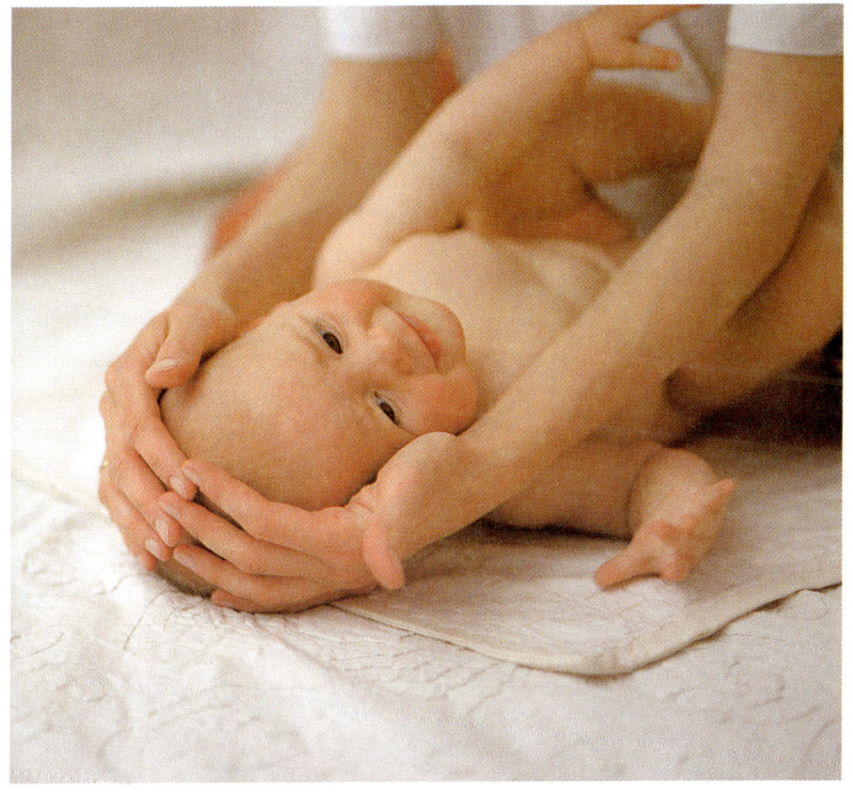

Mit der Handinnenfläche streicht man sanft den Kopf bis zum Kinn.

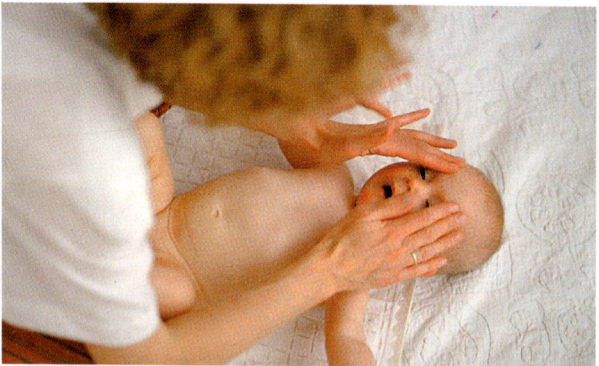

Fingerspitzen streicheln von den Augenbrauen ...

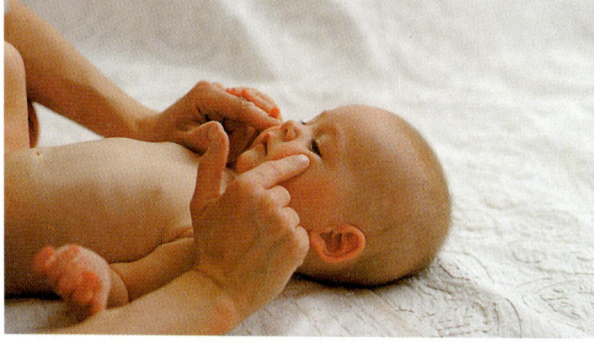

... über die Wangen bis zu den Ohren.

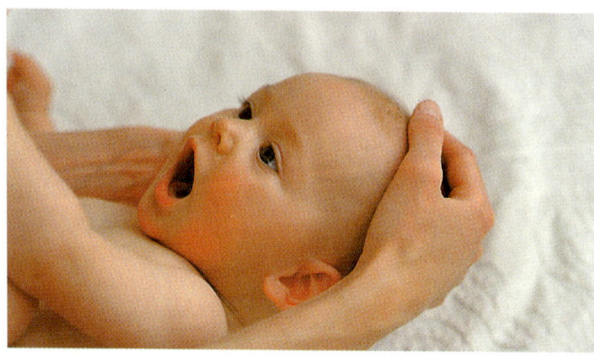

Massage der Kopfhaut.

Dann streichen Sie mit nur einer Fingerspitze jeder Hand dem Baby um die Augen, wobei Sie an der Innenseite des Nasenrückens und nahe dem inneren Augenwinkel etwas Druck ausüben. Vom Nasenrücken geht es dann über die Wangen zu den Ohren.

Mit einer Fingerspitze streichen Sie um den Mund Ihres Babys, heben dann das Köpfchen etwas an und streicheln mit zwei Fingerspitzen über Kinn und Hals Richtung Oberkörper.

Legen Sie eine Hand unter den Kopf des Babys und streicheln mit der anderen den Kopf, beginnend von der Stirn über den Kopf zum Nacken. Anschließend massieren Sie die Kopfhaut mit Ihren Fingerspitzen wie beim Haarewaschen.

Die Arme

Halten Sie mit Ihrer linken Hand einen Arm des Babys nach oben, massieren Sie den Arm mit kreisenden Fingern und drücken Sie mit dem Daumen zum Schluß ganz sanft auf die Innenfläche der Hand.

Die gleiche Massage führen Sie dann am anderen Arm aus.

Der Bauch

Mit der flachen Innenfläche Ihrer Hand streichen Sie Ihr Baby vom Hals über die Brust bis zum Unterleib, anschließend mit zwei Fingerspitzen entlang der Mittellinie des Körpers. Beginnen Sie dazu wieder am Hals, fahren über den Nabel bis zum Unterleib.

Die Beine

Umfassen Sie mit einer Hand ein Fußgelenk des Babys und streicheln mit der anderen Hand das ganze Bein mit kreisenden Bewegungen und drücken zum Schluß mit dem Daumen leicht auf die Fußsohlen.

Der Rücken

Nun legen Sie das Baby auch bei dieser Massage auf den Bauch, das Köpfchen etwas zur Seite. Danach massieren Sie erneut die Kopfhaut, wobei die Finger unter streichelnden Bewegungen von der Stirn zum Nacken wandern.

Anschließend streichen Sie mit beiden flachen Händen vom Nacken über den Rücken bis zum Po.

Danach kneten und massieren Sie ganz leicht und mit nur wenig Druck die Wirbelsäule und massieren die einzelnen Wirbel mit kreisenden Bewegungen.

Legen Sie die Ärmchen des Babys so, daß der Kopf etwas seitlich und auf den Händchen liegt. Dann heben Sie mit einer Hand ein Beinchen nach oben und streicheln das Bein mit kreisförmigen Bewegungen.

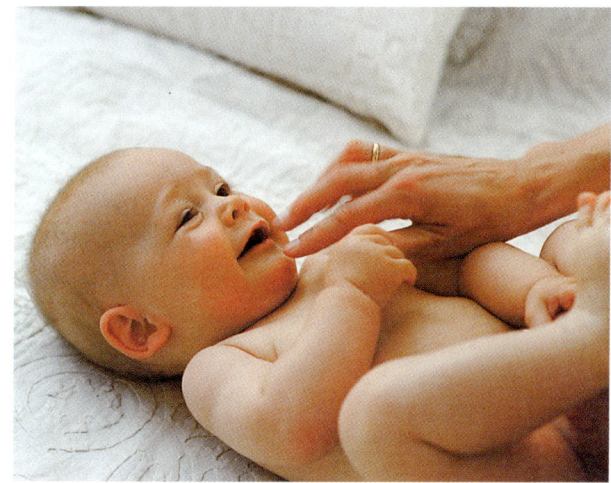

Mit einer Fingerspitze streicht man um den Mund des Babys.

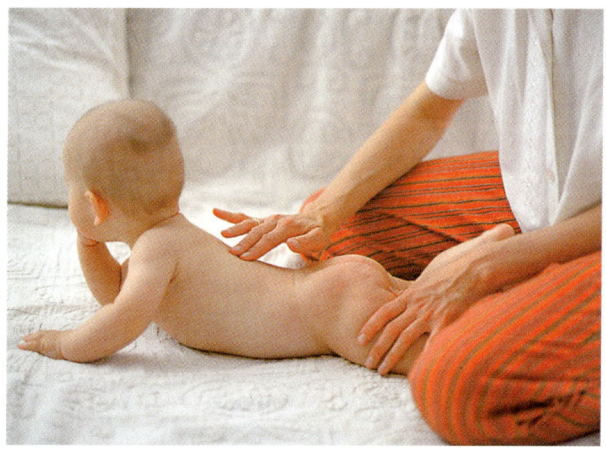

Bei der Wirbelsäule darf man nicht zu fest aufdrücken.

Welche Methode für welches Baby?

Die Frage läßt sich nicht verbindlich beantworten. Viele Mütter wandeln die Methoden ab und entwickeln aus der Praxis und nach bestimmten Vorlieben ihre eigene Art der Massage. Als Anfängerin kommt man wahrscheinlich mit der indischen Methode besser zurecht, weil sie die einfachere Methode zu sein scheint. Empfehlungen, wann die indische Methode angewandt werden soll, und wann die nach Eva Reich, kann man also nicht generell geben.

Wenn Sie in der Massagepraxis noch etwas ungeübt sind, empfiehlt sich anfangs die indische Methode.

Soll das Baby durch die Massage angeregt werden, sind sicher die Massagegriffe von Leboyer besonders gut geeignet. Sie können sehr wohl dazu beitragen, das Baby zu mobilisieren, denn sie sind kreislaufanregend. Sie eignen sich auch gut dazu, Händchen und Füßchen des Babys anzuwärmen.

Bei einem unruhigen, aus irgendwelchen Gründen etwas nervösen Baby oder einem Kind, das Einschlafprobleme hat oder etwas kränkelt, kann die Massage nach Eva Reich sehr entspannend wirken. Zusammen mit einem Lied ist sie sicherlich auch einschlaffördernd.

Durch wiederholte Massagen zeigen Sie dem Baby nach und nach, wie es seinen Körper entspannen kann. Sie haben in diesem Buch erfahren, daß das Baby im ersten Lebensjahr körperlich oft recht angespannt ist, die Arme dicht an den Körper anwinkelt und die Händchen zu Fäustchen ballt. Diese Haltung, an die das Kind neun Monate lang im Bauch der Mutter gewöhnt war, gewöhnt es sich nur schwer ab. Entsprechende sanfte Berührungen und Streicheln der Arme und Beinchen und das zarte Entfalten der geballten Händchen empfindet das Baby möglicherweise zunächst einmal negativ, und es spürt die Entspannung erst dann als wohltuend, wenn es die Berührungen und deren Wirkungen kennt. Geben Sie Ihre ersten Massageversuche also nicht gleich auf, wenn das Baby auf das Unbekannte zunächst negativ mit Weinen oder Schreien reagiert, weil es vor dem Strecken der Arme und Beine vielleicht Angst hat. Massage ist für Ihr Baby eine der vielen neuen Erfahrungen, die es nach seiner Geburt macht.

Unabhängig von der Methode führen Sie alle Massagen an Ihrem Baby mehrmals durch. Die gesamte Massage dauert etwa zehn Minuten. Sie können aber auch einzelne Massagen herausgreifen und nur diese anwenden.

Tips zur Kurzmassage

Wenn Sie wenig Zeit haben, Sie aber auf die Babymassage nicht ganz verzichten möchten, machen Sie es einfach kurz. Eine Kurzmassage dauert nur ein paar Minuten. Dazu nachfolgend ein paar Anregungen:

- Das Baby liegt auf dem Rücken. Streichen Sie die Ärmchen zur Seite, und kreuzen Sie diese anschließend über der Brust des Babys.
- Massieren Sie mit kreisenden Bewegungen um den Kopf herum, und beginnen Sie am Scheitel.
- Das Baby liegt auf dem Rücken, Sie umfassen die Beine oberhalb des Fußgelenkes; Sie strecken abwechselnd die Beinchen und beugen sie zurück zum Bauch.
- Streichen Sie abwechselnd mit dem Daumen über die Handfläche des Kindes, öffnen Sie die geballten Finger und streichen Sie sie aus.

Ein paar Tips, wenn Ihr Baby unruhig und angespannt ist

- Weint das Baby bei der Massage, dann massieren Sie am besten zunächst für ein paar Tage nur einen Körperteil.
- Machen Sie zwischendurch Pausen und schmusen Sie miteinander.
- Stillen Sie das Baby zwischendurch.
- Massieren Sie erst dann auch andere Körperteile, wenn Sie merken, daß das Baby beginnt, die Massage zu genießen. Zum Beispiel am dritten oder vierten Tag zwei, dann drei Körperteile, und diese so lange, bis Ihr Baby die Massage akzeptiert und genießt. Dann können Sie den ganzen Körper massieren.

Balsam nach der Massage

Nachdem das Baby und auch Sie die Massage so richtig genossen haben, wäre es sicher eine etwas abrupte Geste, das Baby sofort wieder in sein Körbchen oder zum Schlafen ins Bett zu legen. Ein Ritual muß ausklingen. Und dabei können Sie Ihrer Phantasie freien Lauf lassen.

Liebkosungen

Eine Möglichkeit besteht darin, das Baby auf dem Arm noch etwas herumzutragen, es zu liebkosen, Küßchen zu geben, ein Liedchen vorzusingen und es dabei zu wiegen.

Im Sommer ist es sehr hübsch, wenn Sie Ihr Baby noch etwas im Garten herumtragen, gemeinsam bunte Blumen anschauen und den Vögeln zuhören. Blumen sind immer ein fröhlicher Anblick, und das Grün der Natur ist auch für ein ganz kleines Menschenkind eine Wohltat für Auge und Seele.

Zu anderen Jahreszeiten tragen Sie Ihr Baby nach der Massage noch eine Weile in der Wohnung herum, erzählen ihm eine Geschichte oder spielen noch etwas mit ihm. Sind ältere Geschwister da,

Ein Ritual muß ausklingen.

macht es Ihnen sicherlich Spaß, sich noch ein bißchen mit dem Baby zu beschäftigen, bevor es wieder hingelegt wird.

Wie wär's mit einem Bad?

Viele Mütter baden ihr Kind, nachdem die Massage beendet ist, manche massieren es nach dem Baden. Das können Sie handhaben, wie Sie es möchten. Es ist aber ein schöner Abschluß für das Baby, noch ein wenig im Wasser zu planschen und auf diese Weise mit der Mutter oder dem Vater noch länger und auf eine ganz andere Weise Kontakt zu haben.

Diese Art des Badens hat daher nichts mit einem Bad zur Säuberung zu tun. Es dient lediglich dem Vergnügen. Bei manchen Babys lassen sich die bereits angesprochenen Verspannungen auch durch die Massage nicht ganz lösen, da sie sehr tief liegen und von den Händen der Mutter nicht gespürt werden können. Das warme Bad kann hier noch ein übriges tun. Wir Erwachsenen wissen ja selbst, wie wohlig entspannend ein heißes Bad sein kann. Vergessen Sie aber nicht, die

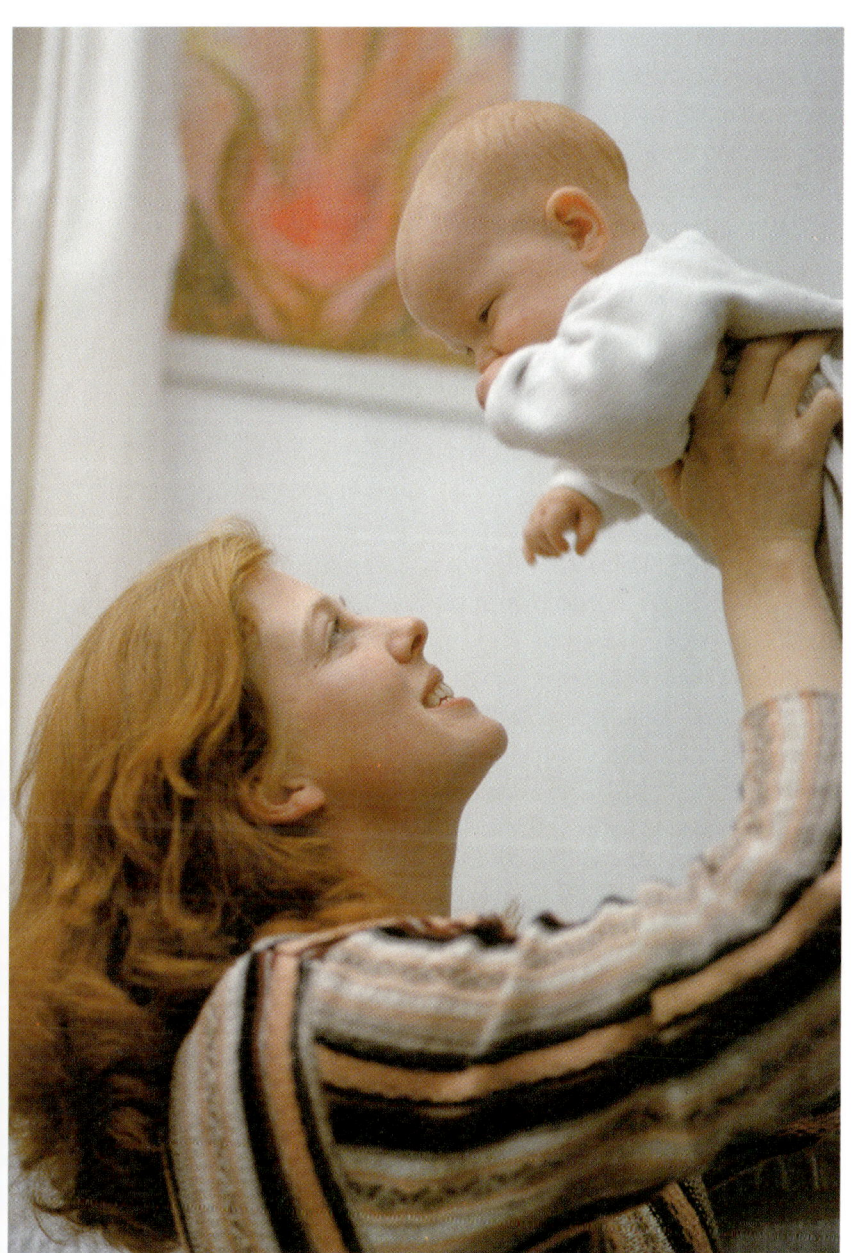

Tragen Sie Ihr Baby nach der Massage noch eine Weile in der Wohnung herum, erzählen Sie ihm eine Geschichte oder spielen Sie noch etwas mit ihm.

Temperatur zu messen, bevor Sie Ihr Kind ins Wasser tauchen. Denn zu heißes Badewasser könnte Ihr Baby nicht nur erschrecken, sondern auch seiner noch sehr zarten Haut schaden. Gegen einen sanften Badezusatz ist jedoch nichts einzuwenden. Je nachdem, ob das Baby anschließend schlafen soll oder munter in seinem Körbchen spielen kann, wählen Sie den Badezusatz.

Lassen Sie beim Baden den kleinen Körper sanft in das Wasser gleiten und stützen mit der linken Hand das Köpfchen, mit der rechten Hand unter dem Po den Körper. In der Wanne wird das Baby vom Wasser getragen und kann ganz entspannt in Ihren Armen liegen. Der Nacken ruht dann auf Ihrem Handgelenk. In dieser Haltung brauchen Sie beim Hin- und Herwiegen nicht zu befürchten, daß der Kopf zu tief ins Wasser rutscht und das Baby aus Versehen Wasser schluckt. Sie werden sehen, wie das Baby lebendig und vergnügt wird und mit Ihnen im Wasser spielt. Auch das Spielen in der Badewanne nach einer Massage ist ein inniger Ausdruck tiefen Verstehens zwischen Ihnen und Ihrem Kind.

Vielleicht möchten Sie nach der Massage gemeinsam ein Bad nehmen? Auch hier können Sie das Gefühl des Einsseins mit dem Kind genießen, indem Sie die entspannende Wirkung des Wassers zu-

Spielen ist nach der Massage ein fröhlicher Abschluß.

sammen erleben. Auch das ist eine gute Gelegenheit, dem Baby ein Lied vorzusingen oder ein Verslein aufzusagen.

> **Alle meine Entchen**
> **schwimmen auf dem See,**
> **schwimmen auf dem See,**
> **Köpfchen in das Wasser,**
> **Schwänzchen in die Höh.**

Mit größeren Babys kann das Spielen im Wasser mit Enten und Schiffchen das Baden zu einem großen Vergnügen steigern. Achten Sie aber bei einem gemeinsamen Bad darauf, daß das Baby immer sanft von warmem Wasser umspült wird und auch nicht zu tief ins Wasser rutscht, was es unnötig ängstlich machen würde.

Nach der Massage ein bißchen spielen

Ist das Baby nach der Massage munter und zu einem Zeitpunkt massiert worden, zu dem es anschließend nicht zum Schlafen ins Bett gelegt werden muß, dann ist Spielen ein entzückender und fröhlicher Abschluß der Massage. Geeignet dazu sind im übrigen auch ein paar ganz einfache Gymnastikübungen. Hier sollen zwei zur Auswahl vorgestellt werden:

Legen Sie Ihr Baby mit dem Rücken auf Ihre angezogenen Beine. Nehmen Sie seine Händchen, schütteln Sie sanft seine Arme durch und strecken Sie sie dann waagerecht auseinander. Anschließend strecken Sie seine Ärmchen weit nach oben bis zu den Ohren, so daß die Ärmchen waagerecht zu dem kleinen Körper liegen. Führen Sie diese Übungen mehrmals durch, und begleiten Sie sie mit kleinen Versen oder Liedern. Übrigens: In dieser Sitzhaltung können Sie mit Ihrem Baby auch gut »Hoppe, hoppe Reiter« spielen. Ältere Babys verstehen bereits, daß Spiele und Gesang etwas Lustiges sind und machen dabei häufig schon aktiv mit.

Bei kleinen Babys ist das Sehvermögen noch eingeschränkt, und der Kontakt zu den Eltern wird vor allem über Berührungen hergestellt. Krabbelspiele, wie »Kommt ein Mäuschen, will ins Häuschen …« sind da sehr willkommen. Auch wenn das Baby die Worte noch nicht versteht, es merkt, daß die Art der Berührung der Finger auf dem Bauch über den Arm

Verse zum Krabbelspiel nach der Babymassage

Kommt ein Mäuslein,
will ins Häuslein,
macht klingelingeling,
poch poch und sagt
guten Tag.

bis zum Ohrläppchen wandernd, freundlich gemeint ist und reagiert daher auch fröhlich. Diese Spielchen sind natürlich auch bei älteren Babys sehr willkommen.

Im Alter von etwa drei bis vier Monaten erkennt das Baby bereits Gegenstände in seinem Gesichtskreis und greift danach. Spielsachen wie farbige Rasseln, bunte Ringe und Mobiles auf einer Stange am Körbchen befestigt, erregen die Aufmerksamkeit und sind ein beliebtes Spielzeug.

Ein kuscheliges Stofftier vermittelt obendrein noch die Fortsetzung der Geborgenheit während der Massage. Eine Spieluhr setzt dem noch die Krone auf.

Verse für das Spielen nach der Babymassage:

Hoppe, hoppe Reiter,
wenn er fällt, dann schreit er.
Fällt er in den Graben,
fressen ihn die Raben.
Fällt er in das grüne Gras,
macht er sich sein Höschen naß.
Fällt er in den Sumpf,
macht der Reiter plumps.

Verse und Lieder sind bei Babys, auch wenn sie die Worte nicht verstehen, sehr beliebt.

75

Lieder und Verse zum Einschlafen

Leise, Peterle, leise,
der Mond geht auf die Reise;
er hat sein weißes Pferd gezäumt,
das geht so still, als ob es träumt.
Leise, Peterle, leise.

Stille, Peterle, stille.
Der Mond hat eine Brille,
ein graues Wölkchen schob
sich vor,
das sitzt ihm grad auf Nas'
und Ohr.
Stille, Peterle, stille.

Heile, heile Segen,
drei Tage Regen,
drei Tage Sonnenschein,
wird's schon wieder helle sein.
Träume, Peterle, träume.
Der Mond guckt durch die Bäume
Ich glaube gar, jetzt bleibt er stehn,
um Peterle im Schlaf zu sehn –
träume, Peterle, träume.

Schlaf, Kindlein schlaf,
dein Vater hüt die Schaf,
die Mutter schüttelt's Bäumelein,
da fällt herab ein Träumelein –
schlaf, Kindlein schlaf.

Mit einer sanften Liebkosung gleitet das Baby langsam in den Schlaf.

Ein dermaßen ausgestattetes Körbchen ist ideal für gemeinsames zärtliches Spielen nach der Massage.

Das müde Baby in den Schlaf begleiten

Wird das Baby vor dem Schlafengehen massiert, sollte es anschließend auch nicht sofort ins Bett gelegt werden. Das würde nach reiner Pflichterfüllung aussehen. Bei größeren Kindern, die den ganzen Tag herumgetobt haben, ist es verständlich, daß die Mutter froh ist, wenn abends endlich etwas Ruhe ins Haus einkehrt. Aber Babys toben noch nicht beim Spielen und haben überhaupt noch einen ganz anderen Tagesrhythmus. Selbst wenn das Baby müde ist, ist ein sanftes Hinübergleiten in den Schlaf schöner als das sachliche »Ins-Bett-gelegt-werden«.

Ein kleines Lied, ein Streicheln über den Kopf und ein Küßchen sind eine sanfte und sehr liebevolle Einschlafliebkosung. Auch wenn das Baby schon die Augen geschlossen hat oder gar den Eindruck erweckt, als ob es schon schlafe, wird es die Liebkosung noch im Unterbewußtsein spüren und glücklich in das Reich der Träume hinübergleiten.

Erfahrungen mit der Babymassage

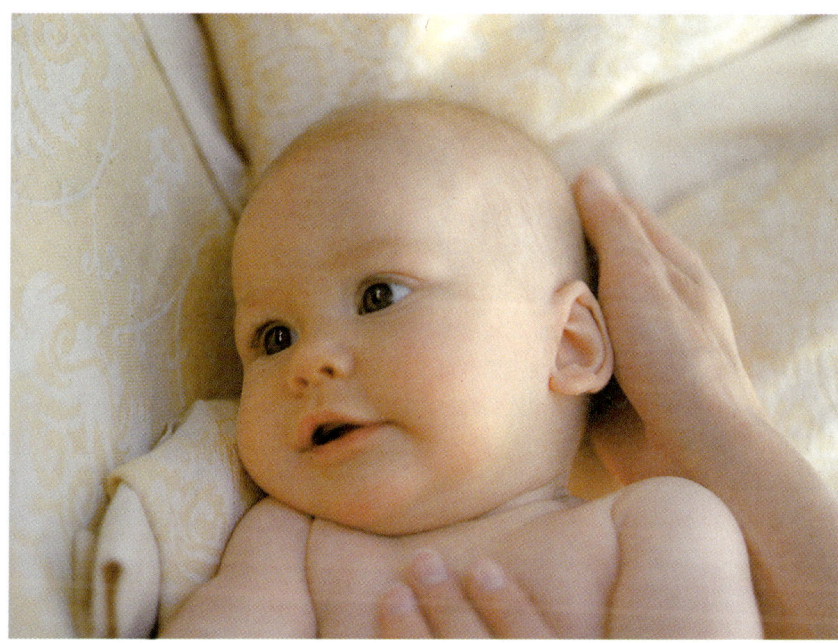

Ein zufriedenes, fröhliches Baby erfreut auch die Mutter.

Jede Mutter und auch jeder Vater, die erstmals mit Babymassage beginnen, sind natürlich gespannt, wie ihr Baby darauf reagieren wird. Sie werden sich sicher auch überlegen, was sie vielleicht falsch gemacht haben könnten, wenn dem Baby die Massage nicht gefällt.

Diese Erfahrungen müssen sie natürlich selber sammeln. Da es aber immer in-teressant ist zu erfahren, wie es anderen auf diesem Gebiet ergangen ist, sind nachfolgend Erlebnisse von Müttern bei der Babymassage zusammengestellt.

Wenn Sie diese Zeilen lesen, werden Sie sich vielleicht mit der einen oder anderen Mutter identifizieren, da Sie Ähnliches bei der Babymassage erlebt haben oder noch erleben werden.

77

»Ausdruck von Zärtlichkeit, die ich meinem Baby geben kann«

Ich habe Babymassage in einem Kurs gelernt, der mir Spaß gemacht hat. Ich würde ihn auch anderen empfehlen. Ich halte die Massage für einen Ausdruck von Zärtlichkeit, die ich meinem Baby geben kann. Die Massage hat meine Selbstsicherheit im Umgang mit meinem Kind, das jetzt viereinhalb Monate alt ist, gestärkt. Denn ich habe durch die körperliche Berührung auch gelernt, das Baby so zu berühren, daß es ihm guttut. Was ich meine, ist, daß gerade beim ersten Kind ja oft Unsicherheit bei der Mutter besteht, ob sie das Baby richtig »anpackt« und Angst hat, es zu verletzen oder ihm weh zu tun, weil es so »zerbrechlich« wirkt. Und da hat mir der Kurs geholfen.

Meinem Baby gefällt die Massage nach anfänglichem Protest jetzt sehr gut. Am Anfang hat es geweint und sich unwohl gefühlt, so nackt dazuliegen. Jetzt genießt es die Berührung und lacht oft dabei und strampelt.

Ich finde es schade, daß ich als Baby solch eine liebevolle Behandlung nicht bekommen habe, da ich sie für die psychische Entwicklung sehr wichtig halte.

Petra

»Meinem Baby gefällt die Massage nach anfänglichem Protest jetzt sehr gut.«

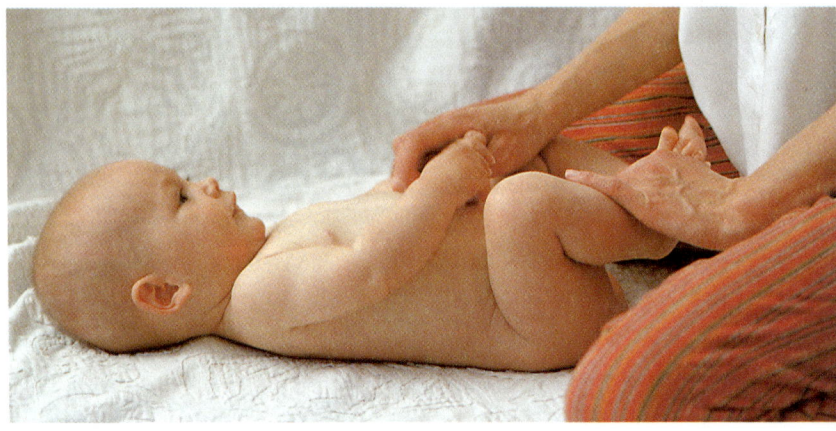

»Meine Tochter streckt und räkelt sich ganz genüßlich«

Ich massiere nur noch selten und bin vielleicht daher keine erfahrene Massage-expertin mehr. Ich habe mir überlegt, warum das so ist, daß ich nicht mehr oft massiere. Angefangen zu massieren habe ich, als mein Töchterchen vier Wochen alt war. Sie war noch sehr verkrampft, ließ sich die Massage aber gefallen – ohne sich groß zu beschweren, aber auch ohne sichtbares Wohlbehagen. Doch danach war sie – anders als man meistens hört – mehr angeregt als beruhigt, und das zu einer Phase, in der sie Beruhigung nötiger gehabt hätte als Anregung. Auch das Aus- und Anziehen brachte jedes Mal ziemlich Streß mit sich.

Mittlerweile, meine Tochter ist jetzt viereinhalb Monate alt, massiere ich nur dann, wenn sie nach dem Baden gut drauf ist. Allerdings knete und streiche ich sie tagsüber sehr häufig. Auch wenn diese Bewegungen nicht genau der »indischen« oder »sanften Massage« entsprechen, merke ich doch, daß sie meine Tochter immer mehr genießt. Sie streckt und räkelt sich dann ganz genüßlich, und sie ist ganz fröhlich dabei.

Mir macht dieser körperliche Kontakt sehr viel Spaß, vor allem jetzt, wo sie ein bißchen älter ist und man ruhig mal etwas fester zupacken kann.

Ich bin der Meinung, daß sich die Beziehung von Mutter und Kind durch häufiges Berühren intensiviert. Übrigens kommt sehr viel zurück: Auch meine Tochter will mich ständig berühren und ist viel »verschmuster« geworden.

Claudia

»Mir macht dieser körperliche Kontakt sehr viel Spaß.«

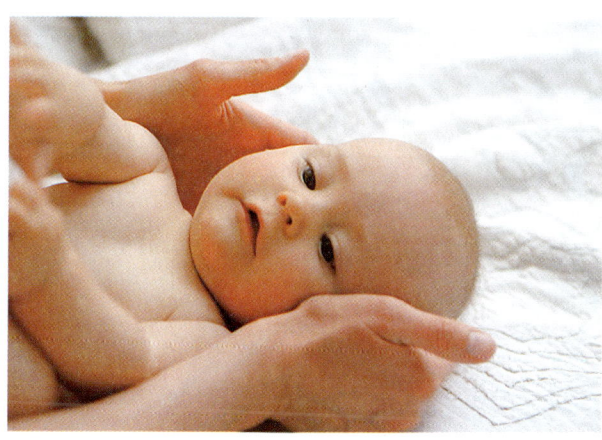

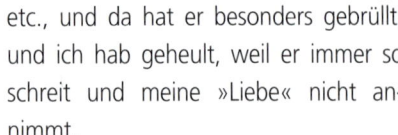

»An Massage ist da nicht zu denken«

Unser Sohn war ein rechter Schreihals. Habe versucht, ihn zu massieren, damit er sich ein bißchen entspannt. Damals hat er aber schon angefangen zu schreien, wenn man ihn bloß hingelegt hat. Und ausziehen mochte er sich auch nicht lassen, Wickeln war okay. Ich habe es vor und nach dem Baden versucht, morgens und abends. Es hat ihm nicht gefallen. Er mag es auch nicht, an den Armen und den Beinen festgehalten zu werden. Zweimal hab ich versucht, es besonders kuschelig zu machen, mit Wärme, Licht

»Im nachhinein bin ich froh, es mit der Massage probiert zu haben.«

etc., und da hat er besonders gebrüllt, und ich hab geheult, weil er immer so schreit und meine »Liebe« nicht annimmt.

Danach habe ich die Massage erst einmal gelassen. Nach dem Baden öle ich ihn in einer Art Schnellmassage ein. Seitdem er vier Monate alt ist, schreit er nicht mehr, ist aber jetzt ein richtiger Räuber, muß ständig zappeln und ist kaum noch zu bändigen. Also, an Massage ist da nicht zu denken.

Im nachhinein bin ich froh, es mit der Massage probiert zu haben, weil es schlimm ist, wenn das Kind schreit und man hilflos und untätig danebensteht. Es hätte ja gut sein können, daß es irgendwann klappt.

Evi

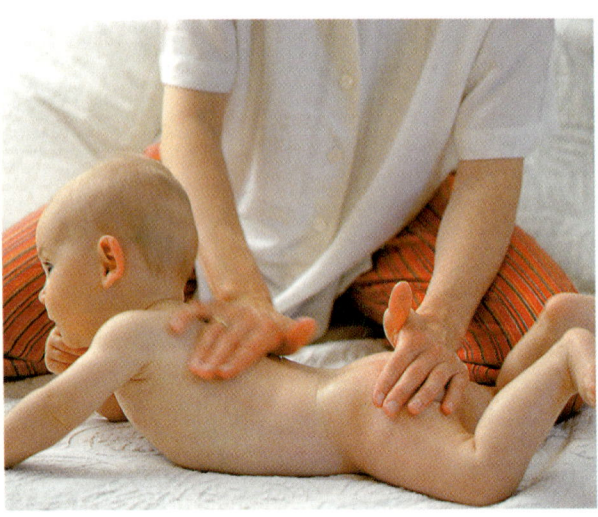

»Wichtig war immer, meinen Kopf von Sorgen zu entleeren«

Ich kann mich nicht mehr genau erinnern, bis wann ich mein Töchterchen massiert habe – vielleicht bis zum sechsten oder siebten Monat. Danach war's einfach zu anstrengend, weil sie sich so viel bewegt hat. Ich habe nur die indische Methode angewandt, die andere war ziemlich unmöglich, eben weil die Kleine nie still hielt und sehr stark ist. Ich hatte viel Spaß daran. Aber dann habe ich aufgehört, wobei mein gesundheitlicher Zustand natürlich auch dazu beigetragen hat.

Eine Heilpraktikerin meinte, daß Babymassage zum gegenseitigen Respekt zwischen Eltern und Kind beiträgt, und zwar insofern, daß die Eltern das Kind besser kennenlernen und das Kind mehr Vertrauen zu einem Menschen hat, der ihm viel Vergnügen bereitet hat.

Ich habe immer abends nach dem Bad massiert. Wichtig war mir dabei, mich selber zu beruhigen und zu entspannen und zu versuchen, meinen Kopf von Sorgen zu entleeren. Mit der Zeit kann man das ziemlich schnell machen, auch wenn das Kind schreit. Ich habe meine Tochter auf das Elternbett gelegt und für die Rückenmassage über meine Schenkel.

Ab und zu versuche ich es wieder – sie ist jetzt 15 Monate alt –, aber ich kann es nie ganz zu Ende machen – vor allem nicht die Yogabewegungen. Es beruhigt sie aber heute immer noch, wenn sie unglücklich ist, wenn ich sie in den Arm nehme (mit Kuscheldecke), ihr den Kopf mit den Fingerspitzen massiere und dabei mit ihr rede.

Kirsten

»Ich habe nur die indische Methode angewandt … Ich hatte sehr viel Spaß daran.«

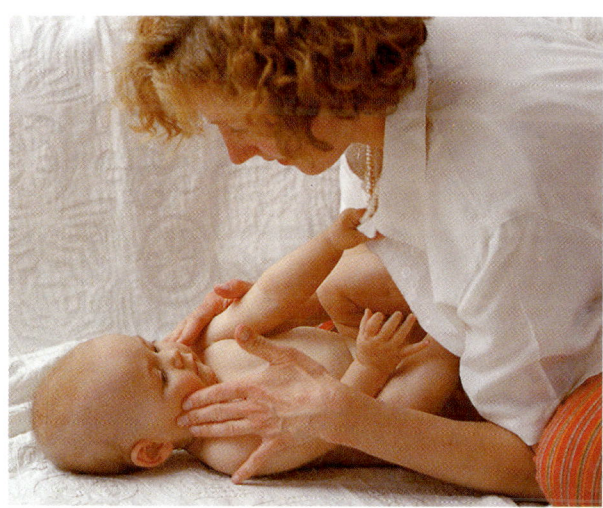

> **»Es war ein schönes und regelmäßiges Erlebnis«**

»Die Massage war eine intensivere Begegnung mit Daniels Sexualität.«

Ich hatte durch Stillprobleme, Schlafprobleme und generelle Überforderung sehr viel Anspannung und Streß in dieser Zeit, und da war der Babymassage-Kurs, den ich besuchte, für mich immer eine Insel von Ruhe, Entspannung und auch Freude. Und auch anschließend war die Babymassage mit Jens ein regelmäßiges und schönes Erlebnis – und sonst ehrlich gesagt, gar nichts. Leider, aber es war halt alles ziemlich anstrengend, und ich hatte wenig Freude in der Zeit.

Außerdem fällt mir noch etwas ein. Die Massage war eine intensivere Begegnung mit Daniels Sexualität. Er bekam oft eine Erektion, und ich war immer ganz fasziniert davon und hatte das Gefühl, ich tue ihm damit etwas ganz Gutes. Ich hatte zwar oft gehört, daß Babys eine Erektion bekommen können, aber es an meinem Kind zu beobachten, war etwas Besonderes. Ich war ganz erstaunt, es war wie ein Wunder. Manchmal fühlte ich mich aber auch unsicher, ob ich das tun darf.

Birgit

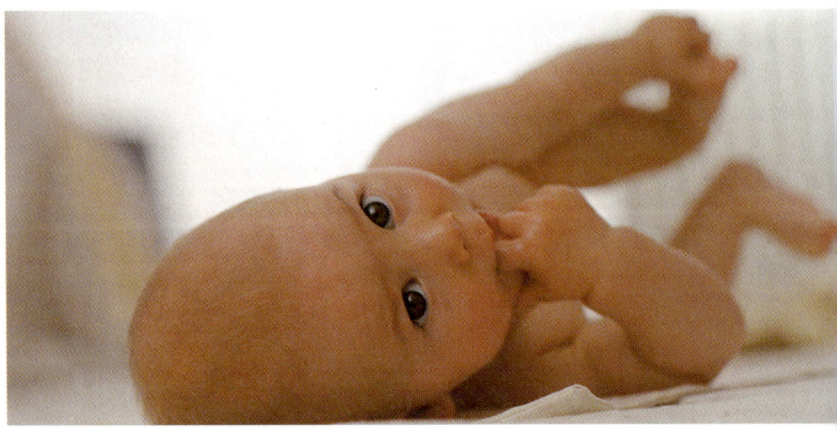

> **»Unser Fehler war, die Massage als tägliche Mußerfüllung zu absolvieren«**

Die Babymassage hat zwischen meinem Sohn und mir nie richtig funktioniert. Am Anfang war er ein Schreikind, und die Massagen hatten keine beruhigende Wirkung. So versuchte ich, wenn er ruhig war, ihn zu massieren, was aber auch nie so richtig klappte, da diese Momente selten waren und ich dann oft keine Zeit oder Lust hatte. Unser Fehler war vielleicht, die Massage als tägliche Mußerfüllung zu absolvieren.

Anderen Müttern könnte ich raten, wenn es nicht klappt, es sein zu lassen, sich nicht dazu zu zwingen. Heute, mein Sohn ist jetzt 15 Monate alt, können wir schmusen, und dann streichle und massiere ich ihn intensiv vor dem Einschlafen, wenn er sich entspannt sowie beim Aufwachen.

In diesen Situationen kann ich die erlernten Massagepraktiken sehr gut anwenden.

Aber ich versuche nicht nur stur, irgendwelche »Griffe« anzusetzen, sondern, wie in jeder Beziehung, merkt man äußerst schnell, welche Berührungen und Stellen er am liebsten mag und welche Stellen ihn zum Lachen bringen.

Also, wenn es anfangs nicht so klappt mit der Massage – ein paar Monate warten, irgendwann geht es automatisch.

Ella

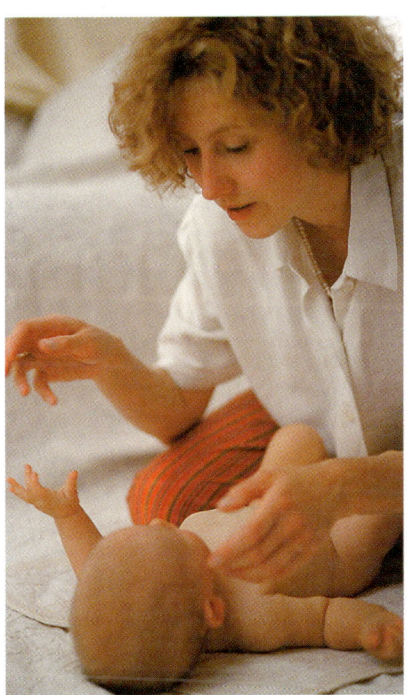

> **»Wie in jeder Beziehung merkt man sehr schnell, welche Berührungen und Stellen er gerne mag und welche Stellen ihn zum Lachen bringen.«**

»**Wenn er grantig oder schlecht drauf ist, dann ist die Massage eine gute Sache**«

»**Mein Sohn genießt den Körperkontakt, er mag es sehr gerne, wenn er gewickelt oder angezogen wird, und dabei streiche ich ihn oder massiere den Bauch.**«

Ich massiere Florian eher selten, und dann nach der indischen Weise. Mein Sohn genießt den Körperkontakt, er mag es sehr gerne, wenn er gewickelt oder angezogen wird, und dabei streichle ich ihn oder massiere den Bauch, aber selten den ganzen Körper. Wenn er grantig oder schlecht drauf ist, ist die Massage am ganzen Körper eine gute Sache, ihm etwas Gutes zu tun. Zur Zeit kämpft er etwas mit den Zähnen, und da massiere ich ihn gerne, um ihn von den Schmerzen abzulenken. Da ich einen Kurs besucht habe, um Babymassage zu erlernen, habe ich das Gefühl, daß ich es richtig mache und nicht einfach so drauflos massiere. Ganz toll findet Florian die Yogaübungen zum Schluß, da ist er immer sehr vergnügt.

Für die ganze Massage nehme ich mir nur Zeit, wenn es ihm schlecht oder nicht so gut geht. Ich finde es selbst ein bißchen schade, weil es uns eigentlich beiden recht gut gefällt.

Bisher habe ich ihn immer noch getragen, langsam wird er mir aber zu schwer.

Jetzt sitzt er meistens so in seinem Tragesitz, daß er vorwärts gucken kann, nur wenn er müde ist, setze ich ihn mit dem Gesicht zu mir hinein, damit er schlafen kann. Dabei haben wir auch viel Körperkontakt, und oft tu ich ihn an Armen und Beinen streicheln oder ausstreichen, die Finger und Händchen halten oder die Fußsohlen massieren. Ich bilde mir ein, wenn er so behütet und begleitet ist, daß er sich recht sicher und gut aufgehoben fühlt, auch wenn es auf der Straße turbulent oder recht laut zugeht. Er ruht mehr in seiner Mitte.

Durch öfteres Massieren würde er vielleicht noch mehr spüren, was zu ihm gehört und sich in seiner Haut wohl fühlen. Aber, wie gesagt, ich nehme mir nicht genügend Zeit dazu.

Martina

»Teil des innigen ganzheitlichen Zusammenseins«

Ich bin ja nicht der Typ, der so ein Programm regelmäßig von Anfang bis Ende durchzieht. Aber der Kurs, den ich besucht habe, bedeutet für mich eine Grundlage, mit deren Hilfe ich einzelne Passagen immer wieder anwende. Ich richte mich nicht nach einer bestimmten Zeit, sondern greife Gelegenheiten auf dem Wickeltisch auf. Die Massage ist für mich neben der körperlichen Berührung natürlich verbunden mit Zärtlichkeit, Liebkosungen, Erzählen, Zwiegespräch und Singen.

Faszinierend finde ich dabei immer wieder die Intensität des Augenkontaktes und der Konzentration seitens meiner Tochter. Inzwischen steht bei ihr natürlich der Bewegungsdrang im Vordergrund, aber sie ist auf dem Wickeltisch eben auch Teil des innigen »ganzheitlichen« Zusammenseins. Ja, das ist mein vorherrschendes Gefühl während des Massierens, Streichelns, Spielens. Innigkeit: Für mich persönlich hat es eine große Bedeutung, über die Massage Zugang zu meinem Kind bekommen zu haben, da es in meiner eigenen Kindheit so gut wie keinen Körperkontakt gab.

Gabi wirkt manchmal in den Extremitäten etwas verkrampft, wobei sich das Massieren eben auch positiv auswirkt.

Gisela

»Faszinierend finde ich dabei immer wieder die Intensität des Augenkontaktes.«

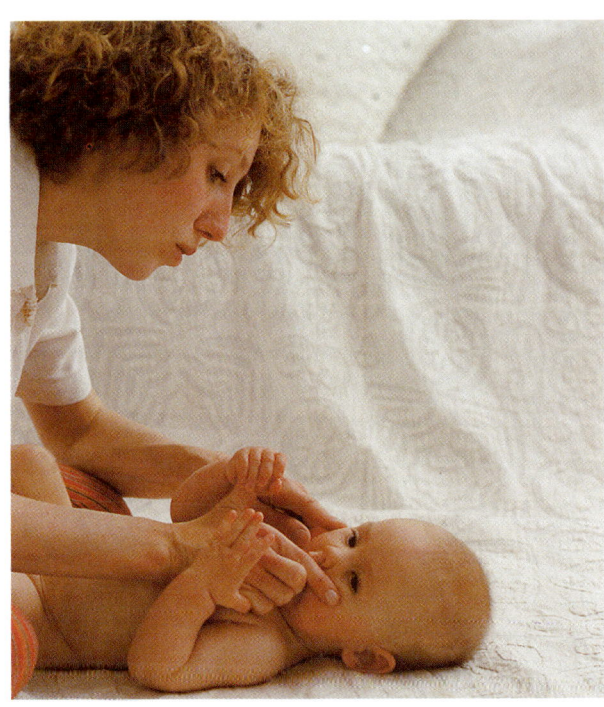

85

Massage für das kranke Baby

Auch Babys werden krank. Meistens handelt es sich glücklicherweise um leichte Erkältungskrankheiten. Doch diese können den kleinen Körper sehr belasten. Daher sollten Sie zunächst versuchen, dem Baby möglichst viel Erleichterung zu verschaffen. Ist Ihr Kind ernsthaft krank, müssen Sie selbstverständlich Ihren Kinderarzt konsultieren. Er wird die notwendige Behandlung verordnen. Manche Mütter sind unsicher, ob sie ihr Baby massieren dürfen, wenn es krank ist. Fragen Sie Ihren Arzt, wenn Sie nicht wissen, was Sie tun sollen.

Auch für kranke Babys ist eine Massage wohltuend.

Im allgemeinen ist auch für kranke Babys eine Massage wohltuend. Manche Beschwerden können dadurch gelindert oder beseitigt werden. Bei einer Erkältung können Sie in der Regel ohne Bedenken massieren, vorausgesetzt natürlich, Ihr Baby ist damit einverstanden. Oft ist während einer Krankheit das Bedürfnis nach Berührung besonders groß, manche Babys lehnen aber in dieser Zeit die Massage ab. Besonders fiebrige Menschen – und das ist bei Babys nicht anders als bei größeren Kindern und Erwachsenen – mögen oft keine körperliche Berührung, und schon gar nicht auf der nackten Haut.

Das kranke Baby braucht viel Wärme

Wenn Sie Ihr krankes Baby massieren, achten Sie darauf, daß der gerade nicht massierte Körperbereich zugedeckt ist und daß es ausreichend warm im Raum ist. Drehen Sie also die Heizung höher, wenn Sie das Gefühl haben, Ihr Baby könnte frieren. Reicht das nicht aus, sorgen Sie für zusätzliche Wärme, zum Beispiel durch Aufstellen eines fahrbaren Heizkörpers oder einer Wärmelampe. Und noch eines: Ein Baby darf grundsätzlich niemals Zugluft ausgesetzt sein; diese eiserne Regel gilt ganz besonders für kranke Babys.

Trotzdem ist eine ausreichende Sauerstoffzufuhr gerade bei einem kranken Baby wichtig. Lüften Sie daher regelmäßig und gründlich, bevor Sie Ihr Baby massieren möchten – aber niemals während der Massage.

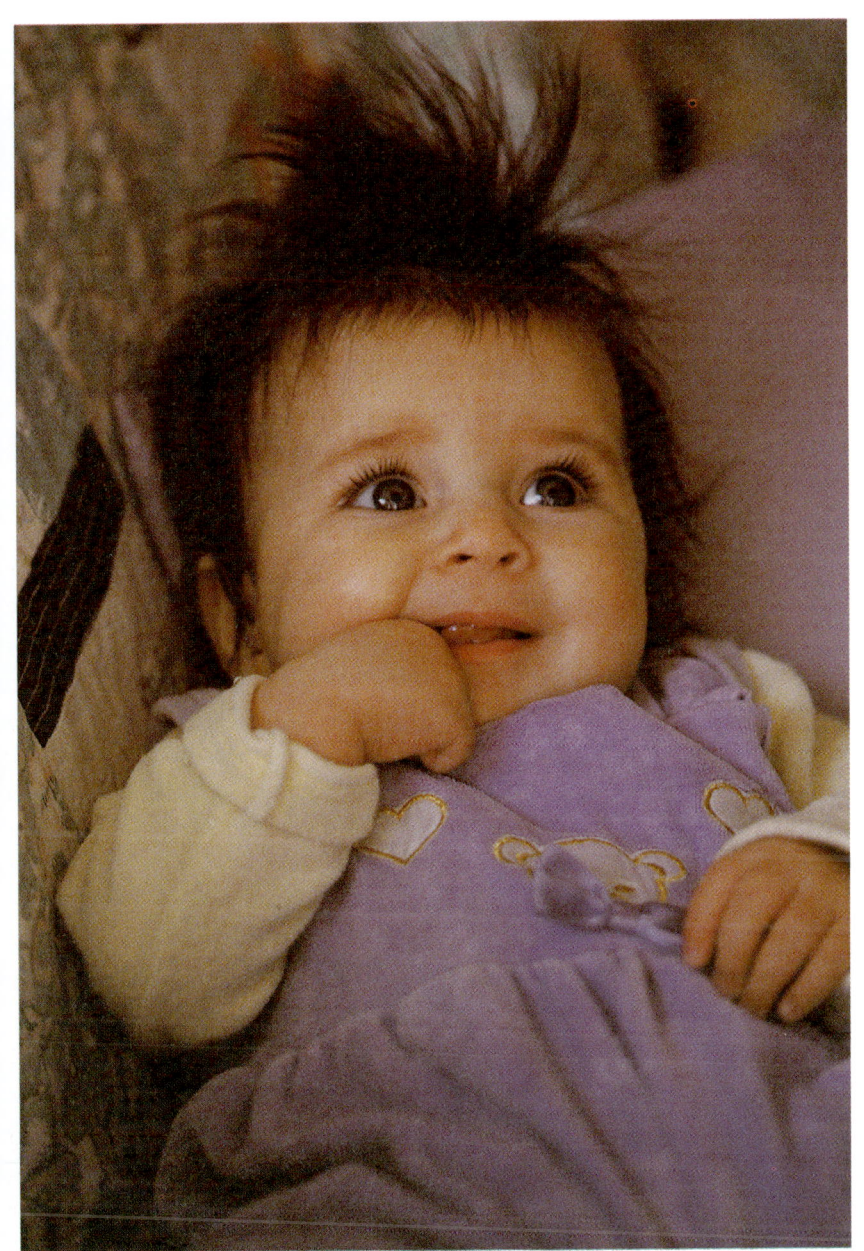

Ist Ihr Kind ernsthaft krank, müssen Sie unbedingt Ihren Kinderarzt konsultieren!

Vorsicht bei Hautkrankheiten

Hat Ihr Baby einen Hautausschlag, sollten Sie die Massagen vorübergehend aussetzen. Denn nicht nur die Berührung mit den Fingern kann schmerzhaft sein, auch die Verwendung bestimmter Öle fördert unter Umständen den Ausschlag oder ein Ekzem. Wenn Sie unsicher sind, fragen Sie am besten Ihren Kinderarzt. Ein hautempfindliches Kind kann obendrein auch auf einige Inhaltsstoffe in Hautölen allergisch reagieren. Auch aus diesem Grund ist es wichtig, das Sie ein Öl auswählen, das »rein« ist, wie bereits auf Seite 43/44 beschrieben. Vor allem darf das Öl keine allergieauslösenden Stoffe enthalten.

Hat Ihr Kind Schuppenflechte (Psoriasis), Neurodermitis oder eine andere allergische Hauterkrankung, dann sprechen Sie unbedingt Ihren Arzt an, ob generell Babymassage erlaubt ist. Wenn ja, wird er Sie darüber informieren, worauf Sie unbedingt achten müssen.

Massage bei Blähungen und Leibschmerzen

Mit einer leichten Bauchmassage können Sie bei Blähungen Ihrem Kind Linderung verschaffen.

Babys – insbesondere ganz kleine Babys – haben häufig Verdauungsstörungen. Diese äußern sich vor allem in Blähungen. Sie können ernährungsbedingt sein. Ursache ist aber oft, daß das Baby beim Trinken zuviel Luft mit einsaugt. Blähungen können aber auch durch Spannungen und Belastungen in der Entwicklung auftreten, die sich dann auf den Magen-Darm-Trakt legen.

Blähungen – das wissen wir – rufen die unterschiedlichsten Beschwerden hervor, die von einem Druckgefühl im Bauch bis zu starken Schmerzen reichen können. Gelegentlich abgehende Winde bringen nur vorübergehend Erleichterung. Hat das Baby Blähungen, schreit es meistens sehr; die Mutter ist voller Mitleid, weiß sich aber oft nicht zu helfen. Blähungen, schmerzhafte Winde, aber auch Verstopfung oder Durchfall können den kleinen Körper sehr plagen.

Mit der Massage des Bauches, wie in dem Kapitel über Massageanleitungen beschrieben, können Sie Ihrem Baby Linderung verschaffen. Zusätzlich bietet sich auch eine leichte Gymnastik an: Drücken Sie nach der Bauchmassage die Knie des

Babys in Richtung Bauch, lassen Sie es ein paar Sekunden in dieser Haltung, und strecken Sie seine Beine dann wieder aus. Wiederholen Sie die Massage und diese Bewegungsübung einige Male. Wenn sich die Blähungen noch nicht gelöst haben, warten Sie ein bißchen und versuchen es noch einmal.

Wenn das alles nichts hilft, dann müssen Sie zu anderen Mitteln greifen. Fencheltee, Wärmflasche oder ein warmes Bad wirken sich gleichfalls entspannend auf Blähungen aus.

Und noch eines: Babys müssen – und dürfen es im Gegensatz zu den Erwachsenen auch noch – nach dem Trinken rülpsen. Warten Sie also oder helfen durch Klopfen auf den Rücken etwas nach, bis Ihr Baby sein »Bäuerchen« gemacht hat, bevor Sie es wieder hinlegen. So helfen Sie ihm auch, daß es keine Blähungen bekommt bzw. daß ein Baby, das zu Blähungen neigt, sie nicht so schlimm erlebt.

Massage bei Erkältungen und Fieber

Geraten Sie nicht in Panik, wenn Ihr Baby fiebert. Fieber ist ein Ausdruck dafür, daß der Körper sich gegen die fremden Eindringlinge wie Viren und Bakterien wehrt – also eigentlich eine »gesunde« Reaktion unseres Organismus. Da Fieber dem Körper durch Schwitzen viel Wasser entzieht, sollten Sie Ihrem Baby vor allem genügend Flüssigkeit geben, so zum Beispiel Fenchel-, Kamillen- oder Lindenblütentee.

Durch höheres Fieber wird der kleine Organismus des Babys sehr angestrengt. Als erstes ist dann der Arzt zu rufen, der fiebersenkende Maßnahmen verordnen wird. Erlaubt er Ihnen, Ihrem Baby durch Massage Linderung zu verschaffen, dann wenden Sie die Grundmassagegriffe an oder solche, die das Baby besonders gern hat.

Eventuell verzichten Sie auf das Einölen, das Baby könnte es als unangenehm empfinden, und versuchen Sie es mit warmem Wasser. Zusätzlich zur Grundmassage: Tauchen Sie Ihre Hände ins Wasser und reiben Sie von der Brust nach außen und zu den Gliedmaßen hin, den Körper ab. Diese Massage hat den Sinn, die Körperwärme an die Hautoberfläche zu bringen, wo das Wasser dann verdampft und dem Baby Linderung durch Kühlung des heißen Körpers bringt. Zusätzlich wird das Ausscheiden der Giftstoffe und Schlacken aus dem Körper gefördert.

Decken Sie unbedingt die Körperteile, die Sie gerade nicht massieren, mit einer weichen und leichten Decke zu.

Bei hohem Fieber ist umgehend der Kinderarzt zu konsultieren.

89

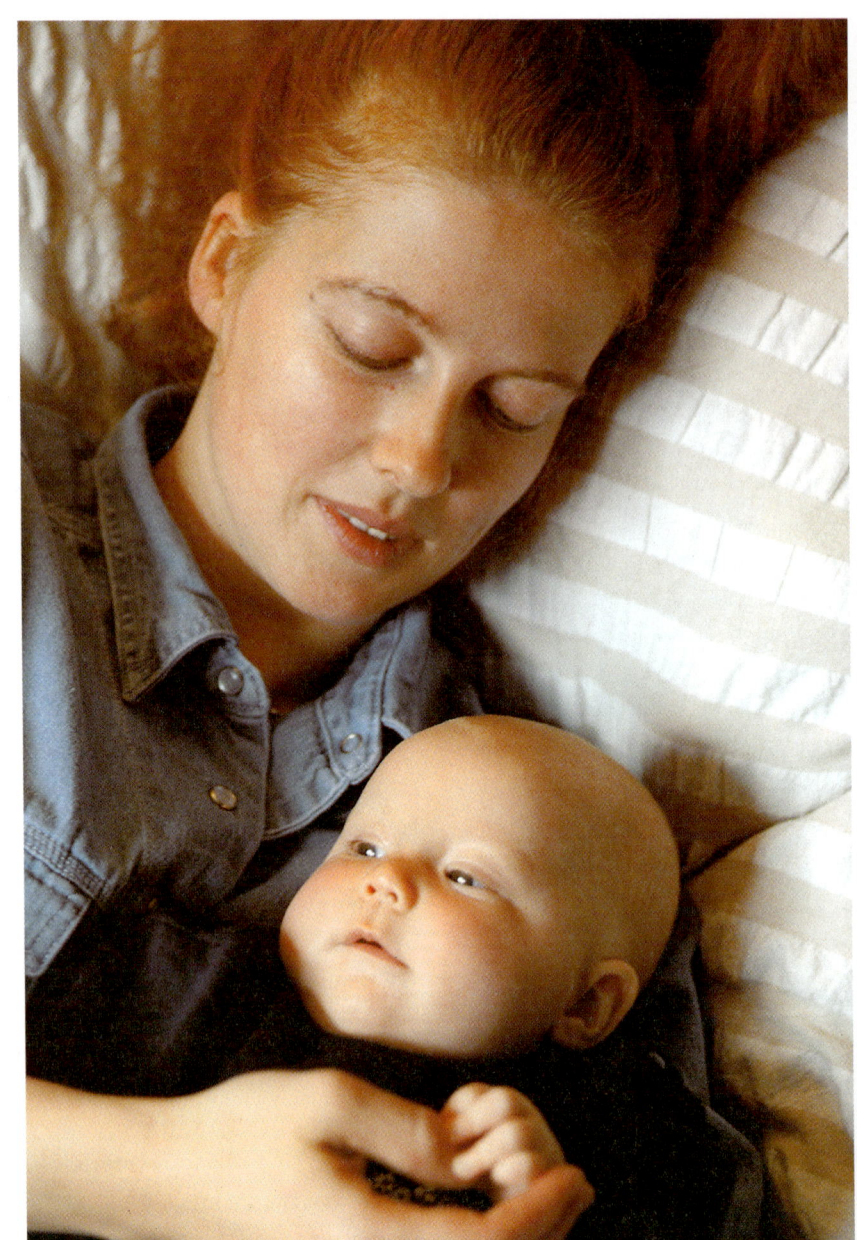

Während einer Krankheit ist oftmals das Bedürfnis nach Berührung und Geborgenheit besonders groß.

Massage bringt Linderung bei verstopften Atemwegen

Verschleimte Atemwege sind für das Baby besonders schlimm, da es durch die Nase atmet und den Sauerstoff mit der Luft nur dann durch den Mund aufnimmt, wenn die Nasenlöcher verstopft sind. Ein Schnupfen behindert also das Baby, in gewohnter Weise die Luft aufzunehmen. Dadurch ist der natürliche Rhythmus des Atems gestört mit der Folge, daß das Baby schlecht schläft.

Bei einer verstopften Nase massieren Sie das Gesicht des Babys. Beginnen Sie mit der Stirn, damit sich dort Spannungen lösen können. Streichen Sie dann entlang der Linien der Backenknochen, drücken Sie rechts und links von den Nasenflügeln mit Ihrem Zeigefinger sanft nach unten und nach außen. Dadurch kann sich Schleim im Stirnhöhlen- und Kieferhöhlenbereich lösen. Ebenso werden die Nasenlöcher geweitet, was besondere Erleichterung verschafft. Um den Schleim aus der Nase entfernen zu können, sollten Sie vor Beginn dieser Massage Wattestäbchen und Taschentücher bereitlegen. Mit einer Pipette können Sie übrigens etwas Salzwasser in die Nase träufeln. Salzwasser reizt die Nasenschleimhaut nicht, löst aber den Schleim.

Dieses Vorgehen bei verstopfter Nase Ihres Babys ist zwar wirksam, doch die Durchführung erfordert von Ihnen Geduld, denn das Baby wird davon wohl kaum begeistert sein. Auch die Massage schätzt es unter Umständen nicht besonders, und die kann ja im Gesicht bereits beim gesunden Baby problematisch sein. Doch wenn die kleine Nase verstopft ist, so daß das Kind nicht mehr trinken kann, muß wohl eine kurze Mißstimmung in Kauf genommen werden.

Bei Erkältungen sind oft auch die Bronchien verschleimt. Massage kann sicherlich auch hier Erleichterung bringen. Ölen Sie die Hände ein und führen Sie

Welche Massage bei welchen Beschwerden?

Fieber	gesamter Körper
Schnupfen	Gesicht und Kopf
Husten	Brustkorb
Blähungen	Bauch
Gliederschmerzen	Arme und Beine
Unruhe und Spannungen	gesamter Körper

zunächst die übliche Brustmassage aus. Dann rollen Sie mit einem kleinen, runden Gegenstand mit ganz sanftem Druck die Brust entlang. Dies fördert das Aushusten des Schleims. Ein zusätzlicher Luftbefeuchter im Kinderzimmer wirkt unterstützend.

Massage löst Unruhe und körperliche Verspannungen

Unterbrechen Sie Ihre Massage sofort, wenn Sie merken, daß sie dem Baby nicht wohltut.

Das Ungeborene war es im Bauch der Mutter gewöhnt, mit angewinkelten Ärmchen und Beinchen zu liegen. Das Neugeborene behält diese Gewohnheit nach der Geburt bei. Die noch ungewohnte Umgebung veranlaßt es zu dieser instinktiven Schutzhaltung. Der Körper wirkt auf diese Weise angespannt statt entspannt.

Die vielen neuen Eindrücke sorgen zusätzlich für Spannungen. Die Arme sind ganz eng an den Körper angewinkelt, die Beine fast bis zum Bauch hochgezogen. Bei dem Versuch, seine Arme und Beine zu strecken, wehrt sich das Baby häufig, beginnt zu weinen, und die Anspannung verstärkt sich.

Babys wachsen schnell, und für die Entwicklung der Muskelkoordinationen brauchen sie viel Energie. Auch dadurch ist ihr Körper häufig voller Spannungen.

An manchen Tagen tut ihnen der ganze Körper weh, und die damit verbundene Unruhe steigert sich stetig.

An solchen Tagen kann eine Massage ganz besonders entspannend und wohltuend wirken. Doch müssen Sie in solchen Fällen sehr geduldig, einfühlsam und besonders sanft vorgehen. Auch wenn das Baby protestiert, versuchen Sie zunächst, die geballten Händchen zu lösen, dann mit streichenden und kreisenden Bewegungen die Arme, später die Beine auszustreichen. Wenn Sie zwischendurch mit der flachen Hand von der Mitte der Stirn nach außen streichen und dies mehrere Male wiederholen oder über den Kopf streichen, dann beruhigt sich meistens auch ein protestierendes Baby und entspannt sich.

Doch unterbrechen Sie Ihre Massage sofort, wenn Sie nur das geringste Gefühl haben, daß sie dem Baby nicht gefällt oder daß durch die Massage noch mehr Spannungen entstehen. Wie gesagt, auch ein Baby ist eine Persönlichkeit mit Wünschen und Antipathien, die die Eltern auf jeden Fall berücksichtigen sollten. Ihr Baby will dann vielleicht in Ruhe gelassen werden. Ein Baby, das Massage von vornherein nicht besonders schätzt, wird sie erst recht ablehnen, wenn es sich dabei nicht wohl fühlt. Und das müssen Sie unter allen Umständen respektieren!

Anhang

Bücher, die weiterhelfen

Auckett, Amelia: Wie man ein Baby glücklich macht

Bowlby, John: Mutterliebe und kindliche Entwicklung, München

Flehmig, Inge: Normale Entwicklung des Säuglings und ihre Abweichungen, Stuttgart

Focali, Ilona: Yoga für eine sanfte Geburt. Die optimale Vorbereitung in der Schwangerschaft, Berlin

Klawitter, Ute: Bewegungsspiele für Babys, Freiburg

Leboyer, Frédérick: Geburt ohne Gewalt, München

Leboyer, Frédérick: Sanfte Hände. Die traditionelle Kunst der indischen Baby-Massage, München

Montagu, Ashley: Körperkontakt. Die Bedeutung der Haut für die Entwicklung des Menschen, Stuttgart

Münchmeier, Anne-Bärbel: Spielen mit kleinen Kindern und Babys, Reinbek

Sichtermann, Barbara: Leben mit einem Neugeborenen. Ein Buch für das erste halbe Jahr, Frankfurt

Walker, Peter: Das entspannte Baby. Mehr Wohlbefinden für Ihr Kind durch Massage und Gymnastik, München

Zimmer, Katharina: Das wichtigste Jahr. Die körperliche und seelische Entwicklung im ersten Lebensjahr, München

Zukunft, Barbara: Moderne Säuglingsgymnastik, Stuttgart

Adressen

Beratungsstelle für Geburt und Elternsein
Dorfackerstraße 12, 72074 Tübingen
Telefon 07071/83927

Deutsche Gesellschaft für Babymassage
Spartaner Straße 10, 30519 Hannover
Telefon 0511/830173, Fax 8441628

Forum Babymassage – Gut Horbell
Horbeller Straße, 50858 Köln
Telefon und Fax 02234/16442

Frauen-Gesundheits-Zentrum Neuhofsstraße e.V.
Neuhofsstraße 32 H, 60318 Frankfurt/Main
Telefon 069/591700

Frauen-Gesundheits-Zentrum
Nymphenburger Str. 38, Rückgebäude,
80335 München, Telefon 089/1291195

Geburtshaus Bewußte Geburt und Elternschaft
Windhorststraße 17, 99096 Erfurt
Telefon 0361/3460643

Geburtshaus für selbstbestimmte Geburt
Gardes-du-Corps-Straße 4, 14059 Berlin
Telefon 030/3223071

Gesellschaft für Geburtsvorbereitung,
Bundesverband e.V.
Postfach 220106, 40608 Düsseldorf
Telefon 0211/252607, Fax 202919

IRIS-Regenbogenzentrum
Schleiermacher Str. 39, 06114 Halle/Saale
Telefon 0345/5231989

Register

Zum Thema »Sanfte Medizin« und »Familie und Kind« sind im URANIA VERLAG erschienen:

Blütendüfte für mehr Wohlbefinden, Praktische Anwendungen der Aromatherapie (Nr. 570).

Autogenes Training, Entspannt und gesund durch das individuelle Erfolgsprogramm (Nr. 569).

Die richtige Ernährung für Ihr Baby, Damit es Ihrem Kind immer gut geht (Nr. 576).

Yoga für eine sanfte Geburt, Die optimale Vorbereitung in der Schwangerschaft (Nr. 577).

Zum Thema »Gesundheit« sind im URANIA VERLAG erschienen:

Der große Gesundheits-Check, Vorbeugen ist besser als heilen (Nr. 563).

Homöopathie richtig anwenden, Fit und gesund durch die Kräfte der Natur (Nr. 566).

Selbstheilung durch NLP, Ein neuer Weg zur ganzheitlichen Gesundheit (Nr. 568).

Gesund ohne Arzt, Durch geistige Selbstheilung zur neuen Persönlichkeit (Nr. 564).

Die Deutsche Bibliothek – CIP-Einheitsaufnahme

Böttger, Sabine:
Die sanfte Massage für Ihr Baby : damit sich Ihr Kind rundum wohlfühlt / Sabine Böttger [Fotos: Heidi Velten]. – Leipzig ; Jena ; Berlin: Urania Verl., 1997
 ISBN 3-332-00589-8

Titelgestaltung und Layout: **S/L Kommunikation, Igling**
Titelbild: **Heidi Velten, Isny**
Fotos: **Heidi Velten, Isny**
Lektorat: **Dr. Reitter & Partner Verlag, Vaterstetten**
Satz: **Dr. Reitter & Partner Verlag, Vaterstetten**
Druck: **Westermann-Druck, Zwickau**

Printed in Germany
Gedruckt auf alterungsbeständigem Papier mit chlorfrei gebleichtem Zellstoff

Originalausgabe
ISBN 3-332-00589-8